JN324720

Autoinflammatory Syndromes

自己炎症症候群の臨床

編著 井田弘明 | 西小森隆太
久留米大学医学部教授 | 京都大学医学部准教授

株式会社 新興医学出版社

Clinical Guide to Autoinflammatory Syndrome

Compiled work
Hiroaki IDA, Ryuta NISHIKOMORI

© First edition, 2015 published by
SHINKOH IGAKU SHUPPAN CO. LTD., TOKYO.
Printed & bound in Japan

編集・執筆者一覧

編集

井田 弘明	久留米大学医学部呼吸器・神経・膠原病内科 教授
西小森 隆太	京都大学大学院医学研究科発達小児科学 准教授

執筆者(執筆順)

井田 弘明	久留米大学医学部呼吸器・神経・膠原病内科 教授
鈴木 富雄	大阪医科大学地域総合医療科学寄附講座 特任教授 大阪医科大学附属病院総合診療科 科長
今川 智之	神奈川県立こども医療センター感染免疫科 科長
右田 清志	国立病院機構長崎医療センターリウマチ科
和泉 泰衛	国立病院機構長崎医療センター総合診療科 医長
藤川 敬太	JCHO諫早総合病院膠原病・リウマチ科 医長
江口 勝美	佐世保市立総合病院 病院長
上松 一永	信州大学医学研究科感染防御学 准教授
上田 尚靖	宮崎県立宮崎病院リウマチ膠原病・感染症内科
堀内 孝彦	九州大学病院別府病院内科 教授
八角 高裕	京都大学大学院医学研究科発達小児科学 講師
西小森 隆太	京都大学大学院医学研究科発達小児科学 准教授
中川 権史	京都大学大学院医学研究科発達小児科学
横山 宏司	京都大学大学院医学研究科発達小児科学
平家 俊男	京都大学大学院医学研究科発達小児科学 教授
佐藤 貴史	千葉大学大学院医学研究院皮膚科学
神戸 直智	千葉大学大学院医学研究院皮膚科学 准教授
熊木 恵里	東京医科歯科大学医歯学総合研究科発生発達病態学分野
森尾 友宏	東京医科歯科大学大学院医歯学総合研究科発生発達病態学分野 教授
古本 雅宏	市立甲府病院小児科 医長
金澤 伸雄	和歌山県立医科大学医学部皮膚科学 講師

序文

　自己炎症症候群の概念が提唱されて約15年が経過した．外国の疾患と思われていた症候群であったが，本邦の臨床家が詳細に患者を観察し，自己炎症症候群を疑い，学会や論文に報告したことから徐々に自己炎症症候群が認知され，臨床研究の機運も高まってきた．これは，多くの小児科医，内科医，皮膚科医，総合診療医の臨床力の賜と思う．

　編著者らは，平成20年7月に「自己炎症疾患研究会」を全国規模で立ち上げた．最初の挨拶で，「本研究会は，内科・小児科・皮膚科などの臨床家と基礎医学の研究者を中心に，本邦における自己炎症疾患の疫学，臨床像，定義，病因，治療法などを検討することを目的とする．自己炎症疾患を疑った場合，どのようなプロセスで診断，鑑別，治療するのか，ガイドラインを作成するとともに，本邦の自己炎症疾患の現状を把握し，迅速な診断と的確な治療が行えるように，研究会で議論する．そして，最終的には，それらの情報が自己炎症疾患患者へ還元できることを最大の目的とする．」とその目的を掲げた．この研究会は，これまで8回開催され，各疾患の専門家の講演で知識を深めるとともに，困った症例を持ち寄ることで多くの議論と臨床家・研究者間のネットワークが形成された．また，平成21年からの厚生労働省の難病疾患研究の助成によって，各自己炎症症候群の疫学調査が行われ，本邦における自己炎症症候群の実態が解明された．本書は，これらの集大成の報告書と言ってもよい．

　多くの自己炎症症候群の患者さんには，臨床，研究すべてにおいて，ご協力をいただいてきた．この場を借りてお礼を申し上げたい．まだまだ，患者さんへ還元できるところまでは至っていないが，これからも我々は，自己炎症症候群研究の病態や治療法の解明に努力を惜しまないことをお誓いしたい．

　自己炎症症候群の特集記事は，これまで多くの雑誌に掲載されたが，臨床に根ざしたテキストはなかった．今回，第一線の自己炎症症候群の臨床家が，これまでの経験をもとに，各自己炎症症候群のありのままの姿を執筆していただいた．決して多くない疾患ではあるが，困った症例に出くわした時に役に立つと確信している．また，若い医師，医学生が，この症候群に興味を持ってくれたらこの上ない喜びである．

　最後に，遅々と進まない編集を温かく見守っていただいた新興医学出版社の林峰子社長と編集の実務を精力的に根気強く行っていただいた飯塚真一氏に感謝いたします．

平成27年3月

編著者　井田弘明　西小森隆太

CONTENTS

総論

1 自己炎症症候群の分類と診断 ——————————— 10
A 自己炎症とは ……………………………………… 10
B 自己炎症症候群の分類・病態 …………………… 11
C 自己炎症症候群の診断 …………………………… 16
D 自己炎症症候群研究の意義 ……………………… 18
おわりに ……………………………………………… 19
　コラム 自己炎症症候群の国際会議 ………………… 20

2 不明熱の鑑別診断としての自己炎症症候群 ——— 22
A 不明熱の定義 ……………………………………… 22
B 不明熱の疾患別分類の変遷 ……………………… 23
C 不明熱としての自己炎症症候群 ………………… 23
D 不明熱の診断過程で自己炎症症候群をどのように診断するか？ …… 24
まとめ ………………………………………………… 33

3 自己炎症症候群の治療 ——————————————— 35
A 自己炎症症候群の治療ターゲット ……………… 35
B 主な自己炎症症候群に対する治療 ……………… 36
まとめ ………………………………………………… 40

各論

1 家族性地中海熱（FMF） —————————————— 44
A 疾患概念 …………………………………………… 44
B 病態生理 …………………………………………… 44
C 臨床所見 …………………………………………… 45
D 診断 ………………………………………………… 47
E 治療 ………………………………………………… 49
F 臨床経過・予後 …………………………………… 49
G これからの課題 …………………………………… 50

2 TNF受容体関連周期性症候群（TRAPS） ————— 52
A 疾患概念 …………………………………………… 52

B	病態生理	52
C	臨床所見	57
D	診断	59
E	治療	61
F	臨床経過・予後	62

3 高 IgD 症候群(HIDS) ── 63

A	疾患概念	63
B	病態生理	63
C	臨床所見	66
D	診断	67
E	治療	69
F	臨床経過・予後	69

4 クリオピリン関連周期熱症候群(CAPS) ── 71

A	疾患概念	71
B	病態生理	71
C	臨床所見	72
D	診断	74
E	治療	75
F	臨床経過・予後	77
	まとめ	77

5 Blau 症候群/若年発症サルコイドーシス(EOS) ── 80

A	疾患概念	80
B	病態生理	81
C	臨床所見	83
D	診断	86
E	治療・臨床経過	86
F	予後	88

6 PAPA 症候群 ── 91

A	疾患概念	91
B	病態生理	91
C	臨床所見	92
D	診断	94
E	治療	95
F	臨床経過・予後	95

7 周期性発熱・アフタ性口内炎・咽頭炎・頸部リンパ節炎症候群(PFAPA) ── 97

- A 疾患概念 …………………………………… 97
- B 病態生理 …………………………………… 97
- C 臨床所見 …………………………………… 98
- D 鑑別診断・診断 …………………………… 102
- E 治療 ………………………………………… 102
- F 臨床経過・予後 …………………………… 103

8 中條-西村症候群(NNS) ── 104

- A 疾患概念 …………………………………… 104
- B 病態生理 …………………………………… 105
- C 臨床所見 …………………………………… 108
- D 診断 ………………………………………… 110
- E 治療 ………………………………………… 113
- F 臨床経過・予後 …………………………… 113

9 新しい自己炎症症候群 ── 116

- A IL-1受容体アンタゴニスト欠損症(DIRA) ………………… 116
- B NLRP12関連周期熱症候群(NAPS12) …………………… 118
- C CARD14異常症 ……………………………………………… 119
- D IL-36受容体アンタゴニスト欠損症(DITRA) ……………… 121
- E フォスフォリパーゼCγ2関連抗体欠損免疫異常症(PLAID) ……… 122
- F 自己炎症合併フォスフォリパーゼCγ2関連抗体欠損免疫異常症(APLAID) ……………………………………………………… 124
- G HOIL-1欠損症 ……………………………………………… 126

索引 …………………………………………………………………… 129

総論

1. 自己炎症症候群の分類と診断
2. 不明熱の鑑別診断としての自己炎症症候群
3. 自己炎症症候群の治療

1 自己炎症症候群の分類と診断

> **ポイント**
> ・自己炎症症候群は，全身性の炎症をきたす症候群で，感染症や膠原病に類似しているが，病原体は検出されず，自己免疫反応にも乏しい．
> ・遺伝性周期熱症候群が代表で，遺伝子変異によりコードする蛋白の異常で病気が生じる．
> ・獲得免疫が主体の自己免疫疾患と異なり，自然免疫が大きな役割を果たしていて，自然免疫が主体の疾患も広義に分類される．
> ・臨床では特に，不明熱・周期熱の鑑別疾患として，自己炎症症候群は認知されてきた．

　自己炎症症候群という疾患名が登場してから十数年が経過した．欧米諸国の疾患と考えられていたが，どの疾患も本邦に存在することが報告され，小児科・内科・皮膚科の臨床医にも徐々に認知されてきた．ここでは，自己炎症の定義・概念と自己炎症症候群の分類・診断を中心に解説したい．

A 自己炎症とは

　自己炎症(autoinflammation)という言葉は，1999年にTNF receptor-associated periodic syndrome(TRAPS)の研究者らによってつくられた[1]．TRAPSを含め，自己免疫，アレルギー，免疫不全などの従来いわれてきた免疫病に合わない疾患群があることを提唱し，「自己炎症症候群(autoinflammatory syndrome)」「自己炎症疾患(autoinflammatory disease)」と名付けた．自己免疫(autoimmunity)と対比させて考えてみると，自己炎症と自己免疫の基本的な差は，「自然免疫が主役か」「獲得免疫が主役か」ということである．獲得免疫反応の主座がリンパ節，脾臓，胸腺，骨髄であるのに対して，自然免疫反応の主座は，皮膚，眼，関節，漿膜，腸管，骨などの局所の組織である．代表的な遺伝性の自己炎症症候群は，全身性の炎症をくり返す症候群で，多くは発熱がみられ，関節・皮膚・腸・眼・骨などの部位の炎症を伴う．症状としては，感染症や膠原病に類似しているが，病原微生物は同定されず，また，自己抗体や抗原特異的T細胞も検出されない[2~4]．

　獲得免疫の象徴である自己抗体，自己反応性T細胞・B細胞の活性化が免疫疾患の病態の主役であることから始まった自己免疫の概念は，免疫学・遺伝学の進歩によって，獲得免疫反応だけでは説明がつかない症例が増えてきたため，矛盾が生じてきた．そこでMcDermottらは，

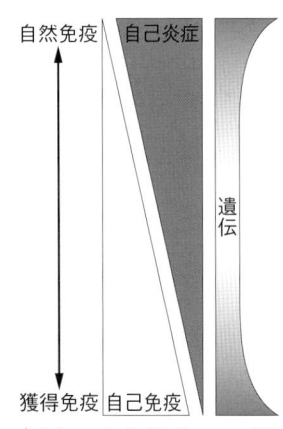

```
自然免疫  自己炎症                    遺伝
                 ① 単遺伝子型自己炎症疾患
                    FMF, TRAPS, CAPS, HIDS, PAPA症候群, Blau症候群 など
                 ② 多遺伝子型自己炎症疾患
                    クローン病, 潰瘍性大腸炎, 痛風, サルコイドーシス など
                 ③ 中間型疾患
                    強直性脊椎炎, 反応性関節炎, 乾癬, ベーチェット病 など
                 ④ 多遺伝子型自己免疫疾患
                    関節リウマチ, 全身性エリテマトーデス, 原発性胆汁性肝硬変,
                    自己免疫性甲状腺疾患, 重症筋無力症, 1型糖尿病 など
                 ⑤ 単遺伝子型自己免疫疾患
                    ALPS, APS-1, IPEX症候群 など
獲得免疫  自己免疫
```

(McGonagle D, McDermott MF：A proposed classification of the immunological diseases, *PLoS Med* **3**：e297, 2006[5]), McGonagle D, Aziz A, Dickie LJ, *et al*.：An integrated classification of pediatric inflammatory diseases, based on the concepts of autoinflammation and the immunological disease continuum, *Pediatr Res* **65**：38R, 2009[6])を参考に作成)

図1 「autoinflammatory-autoimmune continuum」という概念

FMF：家族性地中海熱, TRAPS：TNF受容体関連周期性症候群, CAPS：クリオピリン関連周期熱症候群, HIDS：高IgD症候群, ALPS：自己免疫性リンパ増殖症候群, APS-1：多腺性自己免疫症候群1型

「autoinflammatory-autoimmune continuum」という概念を導入して免疫疾患を再分類した[5,6]. この概念は，自然免疫と獲得免疫とのかかわりあいと遺伝学的背景を基に分類したものである．つまり，単一遺伝子異常に伴う蛋白変異で自然免疫異常，獲得免疫異常を生じた極端な疾患を対局に据え，自然免疫異常が優位な疾患，獲得免疫異常が優位な疾患を並べたもので，大きく，①単遺伝子型自己炎症疾患，②多遺伝子型自己炎症疾患，③中間型疾患，④多遺伝子型自己免疫疾患，⑤単遺伝子型自己免疫疾患の5つに分けられる．各カテゴリーに当てはまる疾患を図1に示した．

B 自己炎症症候群の分類・病態

自己炎症症候群が近年注目されている理由としては，①新しく疾患概念が提唱されたこと，②原因遺伝子が発見されたこと，③Toll-like受容体，NLRファミリー(nucleotide-binding domain and leucine rich repeat containing family)など自然免疫研究の進歩と原因遺伝子との関連が証明されたこと，④分子の多量体化と炎症メカニズムが解明されたこと，⑤本邦における症例が増加したこと，⑥診断がつけば治療ができる可能性があることなどが挙げられる．

最初は狭義の遺伝性周期熱症候群を中心に分類されていたが，自然免疫が病態に深くかかわっていると考えられる疾患も入り，より広義な分類へと変化してきた．

1 臨床分類[7]

臨床症状を基に分類されたものである(表1).

①遺伝性周期熱

　疾患遺伝子が明確である遺伝性周期熱症候群が入る．家族性地中海熱(familial Mediterranean fever：FMF)，高IgD症候群(hyper-IgD with periodic fever syndrome：HIDS)，TNF受容体関連周期熱症候群(TRAPS)，および疾患遺伝子が同一であったCINCA症候群(chronic neurologic cutaneous and articular syndrome，別名neonatal-onset multisystem inflammatory disease：NOMID)・Muckle-Wells症候群(MWS)・家族性寒冷蕁麻疹(familial cold autoinflammatory syndrome：FCAS)の3疾患の総称であるクリオピリン関連周期熱症候群(cryopyrin-associated periodic syndrome：CAPS)．なお，高IgD症候群は必ずしもIgDが上昇せず，誤解を招くため，最近はメバロンキナーゼ欠損症(mevalonate kinase deficiency：MKD)という疾患名が使われている．特にこのカテゴリーの疾患は，本邦での報告も増加したことから，小児科医・内科医・皮膚科医を中心に認知され，不明熱・周期熱の鑑別疾患としてあげられるようになってきた．

②特発性発熱症候群

　全身型若年性特発性関節炎(systemic-onset juvenile idiopathic arthritis：SJIA)，成人発症スティル病(adult-onset Still's disease：AOSD)などが含まれる．

③化膿性疾患

　無菌性関節炎，壊疽性膿皮症，囊胞性アクネを伴うPAPA(pyogenic arthritis with pyoderma gangrenosum and acne)症候群が含まれる．

④肉芽腫症

　Blau症候群(chronic granulomatous synovitis with uveitis and cranial neuropathy)，炎症性腸疾患のクローン病(Crohn's disease)が含まれる．

⑤自己炎症皮膚・骨疾患

　最近報告されたIL-1受容体アンタゴニスト欠損症(deficiency of IL-1 receptor antagonist：DIRA)[8]，IL-36受容体アンタゴニスト欠損症(deficiency of IL-36 receptor antagonist：DITRA)[9]，SAPHO(synovitis acne pustulosis hyperostosis osteitis)，慢性再発性多発性骨髄炎(chronic recurrent multifocal osteomyelitis：CRMO)などがあげられる．

⑥代謝疾患

　クリオピリン(NLRP3)との関連が証明された痛風，偽痛風[10]が含まれる．

⑦補体疾患

　非定型溶血性尿毒症症候群が含まれる．

⑧血管炎

　膠原病疾患の中のベーチェット病が含まれる．

⑨マクロファージ活性化症候群

　常染色体劣性遺伝による家族性血球貪食症候群(familial HLH)が含まれる．

表1 自己炎症症候群の臨床分類(臨床症状)

疾患名	疾患遺伝子(蛋白)
①遺伝性周期熱(hereditary recurrent fevers)	
FMF	*MEFV*(pyrin)
TRAPS	*TNFRSF1A*(TNFR1)
HIDS(MKD)	*MVK*(mevalonate kinase)
CAPS	*NLRP3*(cryopyrin)
FCAS, MWS, CINCA症候群(NOMID)	
②特発性発熱症候群(idiopathic febrile syndromes)	
全身型若年性特発性関節炎	complex
成人発症スティル病	complex
Schnitzler症候群	unknown
③化膿性疾患(pyogenic disorders)	
PAPA症候群	*PSTPIP1/CD2BP1*(PSTPIP1, CD2BP1)
④肉芽腫症(granulomatous diseases)	
Blau症候群/EOS[*1]	*NOD2/CARD15*(NOD2/CARD15)
クローン病	complex ; *NOD2, ATG16L1, IRGM*
⑤自己炎症皮膚・骨疾患(autoinflammatory disorders of skin and bone)	
DIRA	*IL1RN*(IL-1 Ra)
DITRA	*IL36RN*(IL-36 Ra)
Majeed症候群	*LPIN2*(Lipin2)
CRMO	complex
SAPHO症候群	complex
⑥代謝疾患(metabolic disorders)	
痛風	complex ; *SLC2A9/GLUT9, ABCG2*
偽痛風	complex
2型糖尿病	complex
⑦補体疾患(complement disorders)	
aHUS[*2]	*CFH*(complement factors H), *MCP*(CD46), *CFI*(complement factors I), *CFB*(complement factors B)
加齢性黄斑変性	complex ; *CFH*
⑧血管炎(vasculitis)	
ベーチェット病	complex
⑨マクロファージ活性化症候群(macrophage activation syndromes)	
familial hemophagocytic lymphohistiocytosis (familial HLH)	*UNC13D*(munc13-4), *PRF1*(perforin 1), *STX11*(syntaxin 11)
Secondary HLH	complex
⑩蓄積症(storage diseases)	
ゴーシェ病	*GBA*(acid β-glucosidase)
⑪線維症(fibrosing diseases)	
石綿肺,珪肺	complex
⑫プロテアソーム機能不全症候群(proteasome disability syndromes)	
中條-西村症候群	*PSMB8*(LMP7)
JMP症候群	*PSMB8*(LMP7)
CANDLE	*PSMB8*(LMP7)

[*1]:若年発症サルコイドーシス(early-onset sarcoidosis).
[*2]:非定型溶血性尿毒症症候群(atypical hemolytic-uremic syndrome).

(Kastner DL, Aksentijevich I, Goldbach-Mansky R : Autoinflammatory disease reloaded : a clinical perspective. *Cell* **140** : 784-790, 2010[7])を改変して引用)

⑩蓄積症

　ゴーシェ病が含まれる.

⑪線維症

　クリオピリン(NLRP3)との関連が証明された石綿肺, 珪肺[11]が含まれる.

⑫プロテアソーム機能不全症候群

　本邦独特の疾患と考えられていた中條-西村症候群の責任遺伝子が同定されたが[12], 欧米にも似た疾患が存在していた[13,14].

2　病態分類

研究によって新しい知見が得られ, 病態別の分類[15]も行われるようになった. IL-1がらみの疾患が多いことが, 自己炎症症候群の特徴ともいえる.

①IL-1β活性化疾患(インフラマソモパチー)

　FMF, CAPS, PAPA, CRMO/SAPHO症候群, HIDS(MKD), DIRA, 痛風, 偽痛風, 石綿肺, 珪肺などが含まれる.

②NF-κB活性化疾患

　Blau症候群, クローン病などが含まれる.

③自然免疫システムにおける蛋白質折り畳み疾患

　TRAPSなどが含まれる.

④補体疾患

　aHUSなどが含まれる.

⑤サイトカインシグナル疾患

　ケルビズム(自己炎症骨疾患)が含まれる.

⑥マクロファージ活性化症候群

　familral HLHなどが含まれる.

3　罹患部位でまとめた分類[16]

自己炎症症候群における自然免疫反応の主座は, 局所の組織であることは前に述べたが, 罹患部位でまとめた分類もある(表2)[16]. 症状が一過性で繰り返すのか, 持続的なのかどうか, また, 罹患部位は全身なのか, 関節中心・骨中心・皮膚中心なのか, それぞれを組み合わせて分類している. さらに, 骨に症状が強く出る自己炎症症候群を自己炎症骨疾患(autoinflammatory bone disease)と分類する研究者もいる(表3)[17].

Touitouらは, INFEVERS(遺伝性の発熱症候群などの突然変異の情報を掲示したサイト)を開設し, 世界中の自己炎症症候群患者の情報を集め, 世界へ発信している[18](図2). 上記サイトでは, 各自己炎症症候群の現在まで報告されている突然変異の部位などの情報が得られる.

表2 自己炎症症候群の臨床分類(罹患部位)

疾患名	分子機序
①発作性多臓器疾患	
FMF	inflammasome activation
TRAPS	NF-κB activation, MAPK activation
MKD	inflammasome activation
MWS, FCU/FCAS	inflammasome activation
NLRP12-associated disease	NF-κB activation
PFAPA 症候群	IL-1β pathway dysregulation
②発作性関節疾患	
痛風	DAMP-induced inflammasome activation
偽痛風	DAMP-induced inflammasome activation
③発作性骨疾患	
CRMO	unknown
④持続性多臓器疾患	
CINCA 症候群(NOMID)	inflammasome activation
若年性特発性関節炎(JIA)	unknown
成人発症スティル病	unknown
Schnitzler 症候群	IL-1β pathway dysregulation
proteasome disability syndromes	IL-6 pathway dysregulation, MAPK activation
familial HLH	impaired efficacy of CTL with compensatory macrophage activation
ベーチェット病	unknown
クローン病	NF-κB activation
Blau 症候群	NF-κB activation
PAPA 症候群	IL-1β pathway dysregulation
SAPHO 症候群	unknown
Majeed 症候群	unknown
DIRA	IL-1β pathway dysregulation
⑤持続性皮膚疾患	
DITRA	IL-1β pathway dysregulation
Sweet 症候群	unknown
neutrophilic panniculitis	unknown
hallopeau acrodermatitis	unknown
遅延性圧蕁麻疹(DPU*)	unknown
⑥持続性腸疾患	
EOS	inactivation of IL-10 signaling

＊: delayed pressure urticarial.

(Grateau G, Hentgen V, Stojanovic KS, et al.: How should we approach classification of autoinflammatory diseases? *Nat Rev Rheumatol* **9**: 624-629, 2013[16])を改変して引用)

表3 自己炎症骨疾患

疾患名	疾患遺伝子(蛋白)
慢性非細菌性骨髄炎(CNO*1)	unknown
Majeed 症候群	*LPIN2*(Lipin2)
PAPA 症候群	*PSTPIP1*(PSTPIP1)
DIRA	*IL1RN*(IL-1Ra)
CINCA 症候群(NOMID)	*NLRP3*(cryopyrin)
ケルビズム(CRBM*2)	*SH3BP2*(SH3BP2)
低ホスファターゼ症	*ALPL*(TNSALP)
原発性肥大性骨関節症(PHO*3)	*HPGD*(15-PGDH), *SLCO2A1*(PGT)

＊1: chronic non-bacterial osteomyelitis, ＊2: cherubism,
＊3: primary hypertrophic osteoarthropathy.

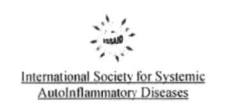

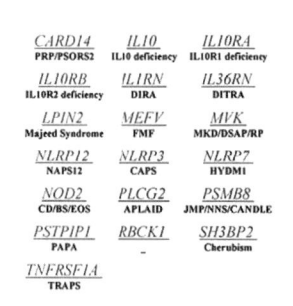

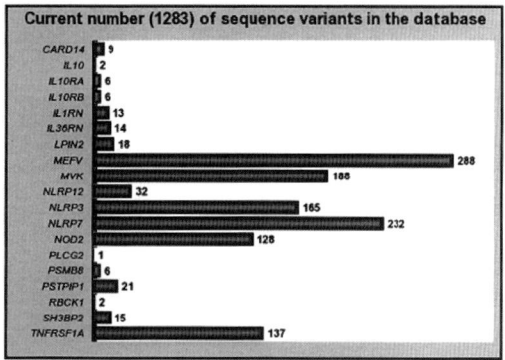

図2　INFEVERS の画面

世界中の自己炎症症候群患者の情報を集め，世界へ発信している．
(http://fmf.igh.cnrs.fr/ISSAID/infevers/ より引用)

表4　遺伝子スクリーニング

疾患名	遺伝子	exon
		1　2　3　4　5　6　7　8　9　10　11
FMF	*MEFV*	○ ○　　○　　　　　　○
MKD	*MVK*	○ ○ ○ ○ ○ ○ ○ ○ ○ ○
TRAPS	*TNFRSF1A*	○ ○ ○
CAPS	*NLRP3*	○

(Shinar Y, Obici L, Aksentijevich I, et al.: Guidelines for the genetic diagnosis of hereditary recurrent fevers, *Ann Rheum Dis* 71 : 1599-1605, 2012[19] より改変して引用)

C　自己炎症症候群の診断

　疾患遺伝子が明確である遺伝性周期熱症候群は，疾患遺伝子変異が診断に重要である．遺伝性周期熱症候群の中で，遺伝子診断が重要な4疾患(FMF，MKD，TRAPS，CAPS)について，遺伝子スクリーニングが推奨されている[19]．すべてのエクソンについて変異があるか遺伝子スクリーニングをすることが理想であるが，過去の遺伝子変異の報告やコストパフォーマンスなどを鑑みて，各疾患におけるホットスポットをスクリーニングすることが推奨されている．表4にそのエクソンを示した．また，本邦ではいくつかの施設で自己炎症症候群の遺伝子検索が行われている．遺伝子検索を依頼された場合，診断レポート様式を図3のように記載して報告

図3 遺伝子診断レポート様式

```
施設名
問い合わせ先
              遺伝子診断 ［遺伝性周期熱の略称］
                     （遺伝性周期熱の正式名称）
依頼者の名前：
検体受領日：
患者：［患者姓名］
生年月日：    /    /
患者ID：
検体の種類：（例）DNA/blood
検査の適応：

方法：（例）方法（シークエンス，キット名），
      シークエンスの範囲（exon---）
      （ref seq：NM_XXXX.X）
      この方法では既知の変異の○％が検出可能である．

結果：（例）2ヵ所の変異あり
   Mutations：  DNA level          Protein level
                1. c.---            p.---
                2. c.---            p.---
   Genotype：   p.[---];[---]      2つの変異が別のアリルに乗っている
                p.[---;---]        2つの変異が同じアリルに乗っている
                p.[---(;)---]      2つの変異がどのアリルに乗っているか不明

変異の解釈：

推薦：アドバイスを記述（例：遺伝子カウンセリングを受けてください）
報告日：
報告者の名前：
```

(Shinar Y, Obici L, Aksentijevich I, *et al.*：Guidelines for the genetic diagnosis of hereditary recurrent fevers, *Ann Rheum Dis* **71**：1599-1605, 2012[19] を改変して引用)

することが推奨されている[19]．方法，結果とも詳細に記載，変異の解釈やアドバイスまで記載されている．

　自己炎症症候群の診断には遺伝子診断が必須であり，ガイドラインが作成されつつある（**表5**）．たとえば，遺伝性発熱性疾患である4疾患（FMF，MKD，TRAPS，CAPS）について，常染色体劣性遺伝疾患であるFMFとMKD，常染色体優性遺伝疾患であるTRAPSとCAPSで遺伝子診断の考え方が異なる．また，変異が同じアリルに乗っているのか，別のアリルに乗っているのかでも異なる．表5に2つの疾患遺伝子に変異が存在する場合，疾患遺伝子として認知されていない遺伝子変異が存在する場合など，文献を参考にしてまとめた[19]．特にFMFは，常染色体劣性遺伝形式をとらない症例や検出された遺伝子変異が遺伝子多型と報告されているが臨床的には診断がつく症例も多い．遺伝子診断ガイドラインが独立して一人歩きしないように，臨床症状も取り込んだ「診断ガイドライン」が必要であると思われる．

　現在，京都大学小児科の平家俊男教授が中心となり，厚生労働省の支援を受けて診断・治療ガイドラインと診療フローチャートが完成している．「自己炎症性疾患サイト」としてインターネットで閲覧できる[20]．

表5 遺伝子診断ガイドライン(FMF, MKD, TRAPS, CAPS)

遺伝子型結果	遺伝子型結果の解釈
Ⅰ．臨床症状あり	
①常染色体劣性遺伝疾患(FMF あるいは MKD)	
1) 2 ヵ所の病的変異(ホモ変異，あるいはコンパウンドヘテロ変異)	
a. 両親と別のアリル	診断確定
b. 両親と同じアリル	診断ほぼ確定
2) 1 ヵ所の病的変異と 1 ヵ所の不確定変異	
両親と別のアリル・同じアリル	診断ほぼ確定
3) 2 ヵ所の不確定変異	
両親と別のアリル・同じアリル	診断は臨床判断，あるいは臨床基準次第
4) 1 ヵ所の病的変異	診断は臨床判断，あるいは臨床基準次第
5) 1 ヵ所の不確定変異，あるいは変異なし	診断は臨床判断，あるいは臨床基準次第，他の HRF*検討
②常染色体優性遺伝疾患(TRAPS あるいは CAPS)	
1) 1 ヵ所の病的変異	診断確定
2) 1 ヵ所の不確定変異	診断は臨床判断，あるいは臨床基準次第，他の HRF 検討
3) 変異なし	診断は臨床判断，あるいは臨床基準次第，他の HRF 検討
Ⅱ．臨床症状なし	
①HRF の遺伝子型あり	HRF の症状が出現する危険性あり，炎症所見・腎機能のモニター必要
②常染色体劣性遺伝疾患(FMF あるいは MKD) 1 ヵ所の変異(病的変異，不確定変異)	FMF あるいは MKD へ進展する可能性低い

(Shinar Y, Obici L, Aksentijevich I, et al.：Guidelines for the genetic diagnosis of hereditary recurrent fevers, *Ann Rheum Dis* 71：1599-1605, 2012[19] より引用改変)
＊HRF：hereditary recurrent fevers

さらに，自己炎症症候群の遺伝子変異，遺伝子用語の定義を調べることができるインターネットのサイトを紹介する[21〜23]．

D 自己炎症症候群研究の意義

大変まれな疾患である自己炎症症候群を研究する意義，研究によって何が変わったのか下記に列挙した．

1 疾患の再分類について

これまでの自己免疫疾患の分類では，どの範疇にもあてはまらない疾患や，分類したがしっくりいかない疾患が存在する．たとえば，小児科領域の若年性特発性関節炎の全身型(systemic-onset juvenile idiopathic arthritis：SJIA)は，高熱を伴い全身症状が強く，関節型とは異なる臨床症状・臨床経過を示す．自己免疫学的機序が明確でなかったが，これまで自己免疫疾患として分類されていた．このような疾患を新たに自己炎症症候群として分類するとスッキリする．

2 治療の選択について

原因が明確な多くの遺伝性周期熱症候群では，有効な治療薬が存在する．正しく診断できれば，特効薬を使用して症状が軽快することが多い．FMFのコルヒチンなどは，劇的に効くことが多い．また，生物学的製剤の効果はすさまじいものがあるが，遺伝性周期熱症候群に対しても例外ではない．特に，抗IL-1製剤の効果が多数報告されている．実際の治療の詳細に関しては，総論「3．自己炎症症候群の治療」を参照していただきたい．

3 ポストゲノムの時代の蛋白機能解析としての自己炎症症候群

ヒト遺伝子がすべて解読されたポストゲノム時代，遺伝子がコードする蛋白がどのような機能をもつかを解析することに研究はシフトしている．これまで，多くのノックアウトマウスが作成され，それを利用して，コードする蛋白の機能が証明されてきた．しかし，マウスとヒトとは，異なる部分が多く，ヒトの疾患を想定した場合，マウスでは説明がつかない複雑なメカニズムであることが多い．遺伝子異常から明白なフェノタイプがヒトに出現する自己炎症症候群を研究することで，ヒトの遺伝子がコードする蛋白の機能が解明できると考えられる．自己炎症症候群では，1つの遺伝子異常によってヒトに生じる症状が明白であり，その遺伝子がコードする蛋白のヒトでの役割が解明される可能性がある．つまり，自己炎症症候群研究は，ポストゲノムの時代の有力なツールとなりうる．

おわりに

自己炎症症候群の診断はとても難しい．臨床症状や遺伝子変異の有無から診断していくわけであるが，症例が少なくまた，一筋縄でいかない症例が多い．自己炎症症候群に関心をもつ臨床家を増やし，診断の難しい症例を検討しあうことこそが，これからも重要と思われる．そのような議論の場をつくることが急務である．

謝辞：遺伝子診断ガイドラインの表を執筆するにあたり，長崎大学人類遺伝学 吉浦孝一郎教授にご指導頂きました．心より感謝申し上げます．

コラム　自己炎症症候群の国際会議

自己炎症症候群の国際会議である International Congress of Familial Mediterranean Fever and Systemic Autoinflammatory Diseases が，これまで 7 回開かれた．

2～3 年に 1 度，自己炎症疾患研究者が集まり，疫学・病態・病因・定義・治療などについて話し合いが行われている．編者らが参加した第 5 回から第 7 回の会場の写真を掲げる．

　　第 1 回　Sep 7-11, 1997, Jerusalem, Israel
　　第 2 回　May 3-7, 2000, Antalya, Turkey
　　第 3 回　Sep 23-27, 2002, La Grande Motte, France
　　第 4 回　Nov 6-11, 2005, Bethesda, USA
　　第 5 回　April 4-8, 2008, Rome, Italy
　　第 6 回　Sep 2-6, 2010, Amsterdam, Netherlands
　　第 7 回　May 22-26, 2013, Lausanne, Switzerland
　　第 8 回　Sep 30-Oct 3, 2015, Dresden, Germany 予定

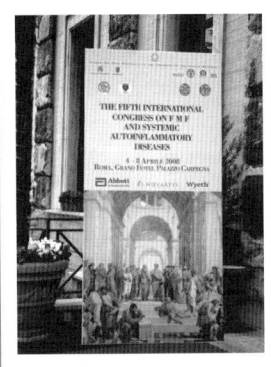

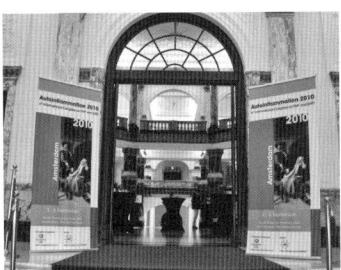

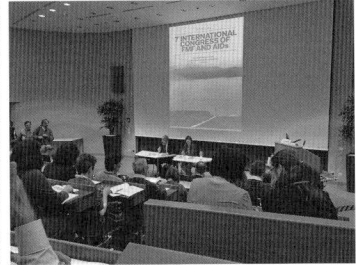

第 5 回　Rome　　　　第 6 回　Amsterdam　　　　第 7 回　Lausanne

文　献

1) McDermott MF, Aksentijevich I, Galon J, et al.: Germline mutations in the extracellular domains of the 55 kDa TNF receptor, TNFR1, define a family of dominantly inherited autoinflammatory syndromes. *Cell* **97**：133-144, 1999.

2) Galon J, Aksentijevich I, McDermott MF, et al.: TNFRSF1A mutations and autoinflammatory syndromes. *Curr Opin Immunol* **12**：479-486, 2000.

3) Hull KM, Shoham N, Chae JJ, et al.: The expanding spectrum of systemic autoinflammatory disorders and their rheumatic manifestations. *Curr Opin Rheumatol* **15**：61-69, 2003.

4) Touitou I, Notarnicola C, Grandemange S：Identifying mutations in autoinflammatory diseases：towards novel genetic tests and therapies? *Am J Pharmacogenomics* **4**：109-118, 2004.

5) McGonagle D, McDermott MF：A proposed classification of the immunological diseases. *PLoS Med* **3**：e297, 2006.

6) McGonagle D, Aziz A, Dickie LJ, et al.: An integrated classification of pediatric inflammatory diseases, based on the concepts of autoinflammation and the immunological disease continuum.

Pediatr Res **65**：38R, 2009.
7) Kastner DL, Aksentijevich I, Goldbach-Mansky R：Autoinflammatory disease reloaded：a clinical perspective. *Cell* **140**：784-790, 2010.
8) Aksentijevich I, Masters SL, Ferguson PJ, *et al.*：An autoinflammatory disease with deficiency of the interleukin-1-receptor antagonist. *N Engl J Med* **360**：2426-2437, 2009.
9) Onoufriadis A, Simpson MA, Pink AE, *et al.*：Mutations in IL36RN/IL1F5 are associated with the severe episodic inflammatory skin disease known as generalized pustular psoriasis. *Am J Hum Genet* **89**：432-437, 2011.
10) Martinon F, Pétrilli V, Mayor A, *et al.*：Gout-associated uric acid crystals activate the NALP3 inflammasome. *Nature* **440**：237-241, 2006.
11) Dostert C, Pétrilli V, Van Bruggen R, *et al.*：Innate immune activation through Nalp3 inflammasome sensing of asbestos and silica. *Science* **320**：674-677, 2008.
12) Arima K, Kinoshita A, Mishima H, *et al.*：Proteasome assembly defect due to a proteasome subunit beta type 8(PSMB8) mutation causes the autoinflammatory disorder, Nakajo-Nishimura syndrome. *Proc Natl Acad Sci USA* **108**：14914-14919, 2011.
13) Agarwal AK, Xing C, DeMartino GN, *et al.*：*PSMB8* encoding the β5i proteasome subunit is mutated in joint contractures, muscle atrophy, microcytic anemia, and panniculitis-induced lipodystrophy syndrome. *Am J Hum Genet* **87**：866-872, 2010.
14) Liu Y, Ramot Y, Torrelo A, *et al.*：Mutations in proteasome subunit β type 8 cause chronic atypical neutrophilic dermatosis with lipodystrophy and elevated temperature with evidence of genetic and phenotypic heterogeneity. *Arthritis Rheum* **64**：895-907, 2012.
15) Masters SL, Simon A, Aksentijevich I, *et al.*：Horror autoinflammaticus：the molecular pathophysiology of autoinflammatory disease. *Annu Rev Immunol* **27**：621-668, 2009.
16) Grateau G, Hentgen V, Stojanovic KS, *et al.*：How should we approach classification of autoinflammatory diseases? *Nat Rev Rheumatol* **9**：624-629, 2013.
17) Morbach H, Hedrich CM, Beer M, *et al.*：Autoinflammatory bone disorders. *Clin Immunol* **147**：185-196, 2013.
18) Touitou I, Lesage S, McDermott M, *et al.*：Infevers：an evolving mutation database for autoinflammatory syndromes. *Hum Mutat* **24**：194-198, 2004.
19) Shinar Y, Obici L, Aksentijevich I, *et al.*：Guidelines for the genetic diagnosis of hereditary recurrent fevers. *Ann Rheum Dis* **71**：1599-1605, 2012.
20) 自己炎症疾患サイト：http://aid.kazusa.or.jp/2013/disease/index.html
21) ISSAID(Website of the International Society of Systemic Autoinflammatory Diseases)：http://fmf.igh.cnrs.fr/ISSAID/
22) Eurofever(Registry of autoinflammatory patients)：http://www.printo.it/eurofever/
23) HGVS(Reference for the nomenclature for the description of sequence variants)：http//www.hgvs.org/mutnomen/

〔井田　弘明〕

2 不明熱の鑑別診断としての自己炎症症候群

> **ポイント**
> ・不明熱の診療には正しい戦略が必要であり，病歴聴取と身体診察が鍵を握る．
> ・不明熱の鑑別疾患として自己炎症症候群を想起することが重要である．
> ・不明熱の診療上重要なポイントである，従来膠原病/自己免疫性疾患とされていた一部の疾患の病態に関しても，自然免疫の関与が解明されつつある．
> ・不明熱の原因として成人診療領域で主に問題となる自己炎症症候群は，家族性地中海熱，TNF受容体関連周期性症候群，広義の自己炎症症候群に属するPFAPA症候群である．
> ・遺伝子診断に関しては，派生する問題点を理解し，インフォームド・コンセントに基づき，定められた一定の手続きを踏んだうえで行うことが重要である．

　大学病院の総合診療科には不明熱とよばれる症候を呈する多くの患者が紹介されてくる．不明熱の診断には正しい戦略が必要である．無計画な診断介入や根拠に乏しい治療介入は医療資源の無駄な浪費だけにとどまらず，患者に対しても害を及ぼす．一発診断的に診断が確定できる場合もまれにはあるが，不明熱の診療はそれほど甘いものではない．感染症，悪性腫瘍，膠原病/自己免疫疾患を含め，発熱をきたす疾患全般に関する広範な知識と経験が必要となる．

　家族性地中海熱（familial Mediterranean fever：FMF）やTNF受容体関連周期性症候群（TNF receptor-associated periodic syndrome：TRAPS）などの自己炎症症候群は，一般診療上，不明熱の形で医療者の前に現れることが多い．また自己炎症症候群の概念が普及するにつれ，不明熱の鑑別診断を考察する際にも，自己炎症症候群の名があがるようになってきている[1]．ここでは「不明熱の鑑別診断としての自己炎症症候群」と題して，不明熱一般の診断過程の中で自己炎症症候群をどのように抽出して，どのように鑑別診断を進めていくべきか，少し広い立場で述べていきたい．なおここでは筆者の今までの診療経験を踏まえ，主に成人領域の診療の話になることをお許し願いたい．

A　不明熱の定義

　まずは不明熱とよばれる症候の定義をここで確認しておきたい．不明熱は1961年にPetersdorfとBeesonにより，「① 発熱の持続期間が3週間以上，② 38.3℃（101F）以上の発熱が経過中に数回以上みられる，③ 1週間の入院精査でも原因が不明なもの」と定義された[2]．その後，

表1 不明熱の分類

分類	定義	原因	方針
古典的不明熱	38.3℃以上の発熱が3週間持続，3日間の入院精査もしくは3回の外来検査で診断つかず	感染症，悪性腫瘍，膠原病など	診断確定を第一に
院内発症の不明熱	入院患者，38.3℃以上の発熱が3日間以上持続，入院時に感染症・潜伏感染なし，3日間の精査にて診断つかず，48時間の培養検査陰性	院内感染症，術後感染症，薬剤熱など	状況により素早い対応が必要
好中球減少患者の不明熱	好中球500/μL以下，38.3℃以上の発熱が3日間以上持続，3日間の精査にて診断つかず，48時間の培養検査陰性	感染症（原因は不明が多い）	迅速な経験的抗菌薬治療
HIV患者の不明熱	HIV感染患者，38.3℃以上の発熱が外来で4週間以上あるいは入院で3日間以上持続，3日間の精査にて診断つかず，48時間の培養検査陰性	HIV，PCP，サイトメガロウィルス，トキソプラズマなど	HIV治療を基本に抗菌薬・栄養治療

（鈴木富雄：13カ条の原則で解き明かす 不明熱なるほど！ケースファイル第1回，レジデントノート13：2115-2122, 2011[3]を改変）（Durack DT, et al.：Curr Clin Top in Infect Dis, 11：35-51, 1991. Mackowiak PA, et al.：Fever of unknown origin. In Principles and Practice of Infectious Disease, 6th ed（Mandell GL, et al., eds），Churchill Livingstone, pp718-729, 2005）

医学・医療の進歩により必然的に起こってきた，病態の複雑化や新たな疾患概念の出現に伴い，1991年にDurackとStreetにより不明熱は表1に示す通りの4つに分類された[4]．ここで従来の不明熱の定義に相当する部分は新たに古典的不明熱とよばれるようになり，前述の定義の③の「1週間の入院精査でも原因が不明」という文言は，「3回の外来受診，あるいは3日間の入院精査でも原因が不明」と再定義され，現在用いられている．通常私たちが不明熱の鑑別を考えるときは，この古典的不明熱に関して論じることが多い．ここでも古典的不明熱に関する鑑別として，解説を進めていきたい．

B 不明熱の疾患別分類の変遷

不明熱の年代による原因疾患別分類の変遷を図1に示したが，一見して読みとれることは，感染症と悪性腫瘍の割合が減ってきていることと，最終的にも診断不明の割合が増えてきていることである．この理由としては，MRI，PETなどの画像診断技術や，細胞診，病理組織診断，各種培養，PCR検査などの検査技術の進歩とが，感染症と悪性腫瘍の診断に大きく寄与したことにあると考えられる．また標準的な医療技術の進歩とその普及によって，診断できるものはどの医療機関においても比較的早期に診断可能となった一方で，初期の段階で診断に苦慮するケースは，やはり最終的にも確定診断が難しいことを示している．

C 不明熱としての自己炎症症候群

自己炎症症候群は，生体防御機構である自然免疫系における病原体特異的な受容体であるパターン認識受容体の機能異常により，病原体を認識せずに自然免疫系が活性化してしまうことが原因となり，炎症が起こるとされている．不明熱の鑑別診断の中で，重要な疾患分類の一群

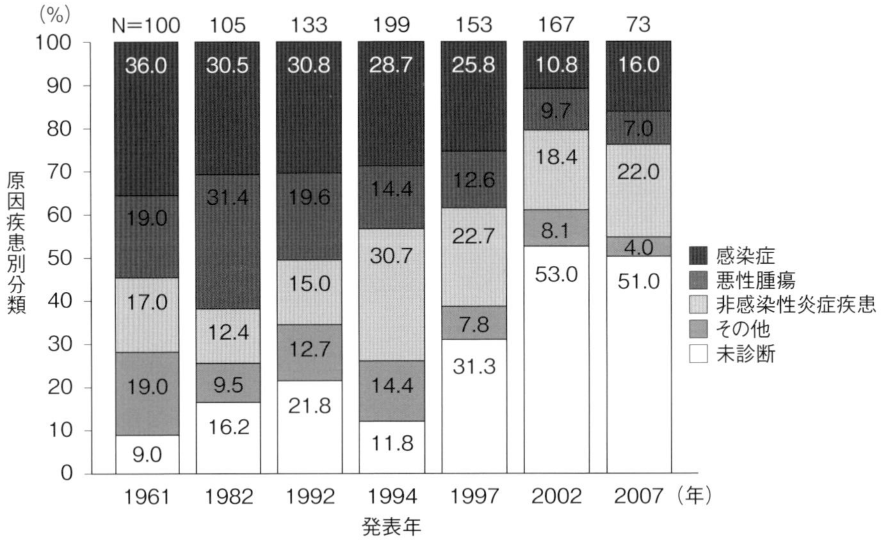

(Horowitz HW : Fever of unknown origin or fever of too many origins? *N Engl J Med* **368** : 197-199, 2013[5])より引用改変)

図1 不明熱の原因疾患別分類の変遷

ともいえる膠原病/自己免疫疾患との違いは，自己抗体や自己反応性T細胞などのリンパ球が主体となる獲得免疫が関与しないというところである．自己炎症症候群には遺伝性と非遺伝性があり，原因遺伝子もこの10年でかなり明らかにされており，遺伝子診断による国内の患者数も増えてきている．このようなものは狭義の自己炎症症候群とよばれているが，最近ではクローン病や，痛風などの病態も自然免疫が関連していることがわかってきており，それらの疾患は広義の自己炎症症候群とよばれている．

私たちに多くのことを示唆してくれる表を示す(**表2**)[6]．これは自己炎症症候群から膠原病/自己免疫疾患まで，その病態に自然免疫がどの程度関連しているか，現在わかっている範囲内での分類を試みたものである．多くの研究により，今まで膠原病/自己免疫疾患の範疇で語られてきた疾患の中にも，自然免疫が関与するものがかなり含まれることが明らかになってきた．そしてまた興味深いことに，これらの疾患は不明熱の鑑別という観点からも特異的自己抗体という診断確定にとっての決め手を示さないこともあり，確定診断に悩ませられるものが多い．ここでは狭義の自己炎症症候群について主に論じるが，話の流れの中で，不明熱の鑑別診断として重要である広義の自己炎症症候群についても若干触れたいと思う．

D 不明熱の診断過程で自己炎症症候群をどのように診断するか？

1 不明熱への一般的なアプローチ

自己炎症症候群に関する話に入る前に，まずは不明熱診療における一般的なアルゴリズムを図2に示す．

自己炎症症候群	まれな単一遺伝子性自己炎症症候群	FMF, TRAPS, HIDS, PAPA症候群, Blau症候群（ぶどう膜炎）
	多遺伝子性自己炎症症候群	クローン病，潰瘍性大腸炎，変性疾患（例：変形性関節炎），痛風・偽痛風／その他の結晶性関節炎，種々の領域の反応性関節炎，乾癬・乾癬性関節炎の一部（MHC関連なし），自然寛解型炎症性関節炎（関節リウマチとしての臨床症状を呈する疾患を含む），組織炎症型蓄積病・先天性疾患，巨細胞性動脈炎，高安動脈炎を含む抗体非関連血管炎，特発性ぶどう膜炎，痤瘡・痤瘡様発疹関連疾患，急性散在性脳脊髄炎などの一部の神経疾患，サルコイドーシスを含む結節性紅斑関連疾患
	混合型疾患	強直性脊椎炎，反応性関節炎，乾癬／乾癬性関節炎，ベーチェット病，ぶどう膜炎（HLA-B27関連）
自己免疫疾患	古典的多遺伝子性自己免疫疾患	関節リウマチ，自己免疫性ぶどう膜炎（交感性眼炎），セリアック病，原発性胆汁性肝硬変，自己免疫性胃炎／悪性貧血，自己免疫性甲状腺疾患，アジソン病，天疱瘡・類天疱瘡・尋常性白斑，重症筋無力症，皮膚筋炎，多発性筋炎，強皮症，Goodpasture症候群，ANCA関連血管炎，1型糖尿病，シェーグレン症候群，全身性エリテマトーデス
	まれな単一遺伝性自己免疫疾患	ALPS, IPEX, APECED

HIDS：高IgD症候群，PAPA：化膿性無菌性関節炎・壊疽性膿皮症・アクネ，ALPS：自己免疫性リンパ増殖症候群，IPEX：多腺性内分泌不全症と腸疾患を伴う免疫調節異常（X連鎖性），APECED：カンジダ感染と外胚葉異形成を伴う自己免疫性多腺性内分泌不全症

(McGonagle D, McDermott MF：A proposed classification of the immunological diseases. *PLoS Med* 3：e297, 2006[6]より引用)

表2 自己炎症症候群と自己免疫疾患

　このアルゴリズムの中で，もちろん血液検査や画像検査は重要ではあるが，そもそもそれらの標準的な検査で診断できていれば不明熱とはよばれない．診断過程において最も重要なのは，実は病歴と身体所見である．不明熱について論じているさまざまな文献でも強調されているところであるが，最終的にはその点を踏まえた総合的判断が診断の鍵を握ることになる[8]．表3，4に記載した項目は不明熱の診断過程において重要となる病歴聴取と身体診察のポイントであるが，その中でも特に自己炎症症候群を疑うときに重要となる個別の症候を太字とした．

2　周期的な発熱をきたす場合

　自己炎症症候群は，細菌やウィルスなどによる外部からの刺激がなくても周期的に発熱を繰り返す．自己炎症症候群以外の疾患でも，間欠期をおいて発熱したり，自然経過で増悪・寛解を繰り返したりして，ときに周期的な発熱をきたす疾患との鑑別に注意が必要となる場合がある．それらの疾患を表5に示す．
　一般的な感染症でも，実質臓器以外の感染症や深部の組織の感染症は特異的症状が表面に現れにくいため，不明熱の原因になりやすく，慢性の経過の中で間欠的発熱を繰り返すことがあるので，見逃さないようにすることが大切である．小児領域で感染症を繰り返す場合は，先天性の複合免疫不全症や抗体産生不全症などの自己炎症症候群以外の原発性免疫不全症を除外する必要がある．また成人領域では，悪性腫瘍やHIV感染などの他の基礎疾患による免疫機能の低下により頻回に感染を繰り返す場合もあるが，特別な基礎疾患がなくても感染症による発熱を繰り返す場合には，ミュンヒハウゼン症候群の可能性も考えなくてはならない．患者は注射

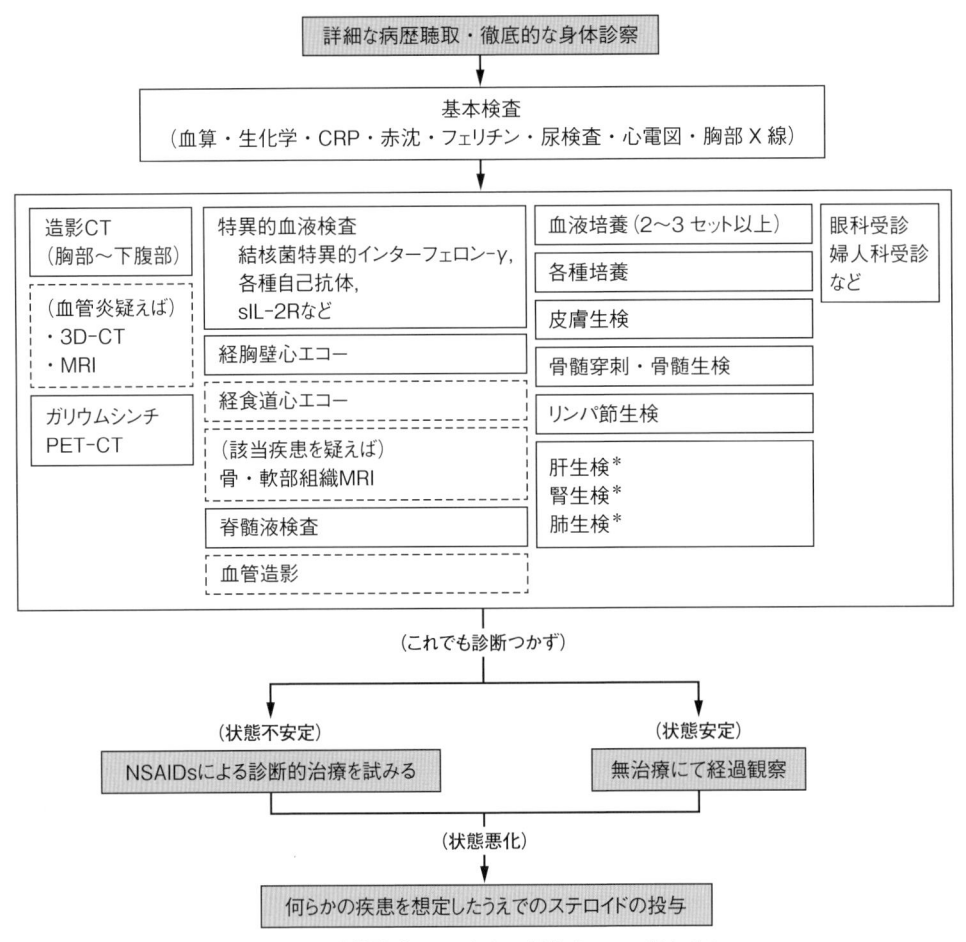

図2 不明熱診療における一般的なアルゴリズム

注1：どの段階でも，何らかの重症細菌感染症を疑い状況が待てない場合（敗血症など）は，各種培養を採取した後に，抗菌薬を開始する．
注2：破線内の検査は必要があれば施行する．
注3：＊を付した各種生検部位は有意な所見が存在し（身体所見，血液検査などで），生検の侵襲度の低い部位を優先する．
注4：NSAIDsやステロイドによる診断的治療に入った後も，つねに一番上の詳細な病歴聴取と徹底的な身体診察まで戻り，必要に応じてこのアルゴリズムの過程を繰り返す．

（鈴木富雄："不明熱"を診断する．事例で学ぶ感染症ストラテジー（馬場尚志 編）．pp81-89．文光堂，2010[7]を改変）

器で汚物を体内に注入することなどにより，感染症を人為的に作り出すが，通常検出されない多種類の細菌が血液培養から検出されることが診断の手がかりになる．

　上記のような繰り返す感染症による発熱が除外できた後は，膠原病/自己免疫疾患や悪性腫瘍などとの鑑別が必要となる．周期的な発熱をきたす場合の不明熱診断のアルゴリズムを図3に示す．

表3 不明熱患者の病歴聴取のポイント

発熱関連	・発熱のパターン(周期的,間欠的,持続的) ・熱型(体温の上下動,1日の動き) ・解熱剤への反応
発熱以外の症状	・**全身倦怠感**, **易疲労感**, 食欲低下, 睡眠障害, 抑うつ気分・興味の減退, 食思不振, 過食, 体重減少・増加, **悪寒**, 悪寒戦慄, 発汗, 浮腫 ・**関節痛**, **筋肉痛**, **頸部痛**, 腰痛, 腱の痛み ・**頭痛**, 顔面痛, 鼻水・鼻づまり, **難聴**, 耳漏, 歯の痛み, 顎の疲れ, **視力低下**, **眼痛**, **赤眼**, **頸部の腫瘤**, **咽頭痛**, 口内炎, 口渇, 唾液減少, 嚥下困難 ・**胸痛**, 動悸, 呼吸困難, 咳・痰, 誤嚥 ・**腹痛**, 腹部膨満, **嘔気・嘔吐**, **下痢・便秘**, **血便・下血**, 排便時痛, 下着の汚れ, 帯下の異常, 月経不順 ・頻尿, 残尿感, 排尿時痛, 排尿困難, 尿道からの膿, 尿の色の変化 ・失神, **浮遊感**, 手足のしびれ, 筋力低下 ・**皮疹**, かゆみ, **皮膚の発赤**, 日光過敏, 四肢の腫脹
生活歴・嗜好歴	・飲酒・喫煙歴, 職業歴, 食事歴, 性的嗜好・性交渉歴, 旅行歴, ペット飼育歴, 動物・昆虫による刺咬歴, 周囲の人の健康状態, 自宅や職場の環境, 新たな環境への曝露, **寒冷環境への曝露**, ストレス
薬剤歴	・ステロイド, 免疫抑制薬, 生物学的製剤, 抗菌薬, 抗けいれん薬や抗精神薬などの医薬品, 漢方薬, 健康食品, **ワクチン**, 新たに処方された薬, 非合法薬物使用
既往歴	・糖尿病, 先天性心疾患, 弁膜症, 人工関節・人工血管, ペースメーカー, 抜歯, 歯槽膿漏, 中耳炎, 副鼻腔炎, **繰り返す咽頭炎・扁桃炎**, 結核, 肺炎, 慢性呼吸器疾患, 褥瘡外傷歴, 脾摘, 胆石, 前立腺肥大, 神経因性膀胱, 膀胱カテーテル留置歴, タンポンの使用, 出産・流産歴, 予防接種歴, 関節・腰部への注射歴, 最近の手術歴, 点滴・輸血歴
家族歴	・結核, **原因不明の発熱**, 現時点での感染症罹患, がん, 自己免疫疾患

表4 不明熱患者の身体診察のポイント

全身状態	・意識レベル, 活気, 発語, 精神状態
バイタルサイン	・低血圧, 脈圧, 血圧の左右差, **体温**(監視下), 比較的徐脈, 頻脈, 不整脈, 呼吸数増加, SpO$_2$低下
頭頸部	・側頭動脈の左右差・圧痛, 副鼻腔部位の叩打痛・圧痛, 鞍鼻, 耳介変形, 鼻鏡下で鼻粘膜異常, 後鼻漏, 黄疸, 貧血, **強膜炎**, 眼瞼結膜点状出血, **眼底異常所見**(Roth 斑, 白斑, 出血, **ぶどう膜炎**), **顔面の結節・皮疹**, 蝶形紅斑, ヘリオトロープ疹, う歯, 歯槽膿漏, **咽頭発赤**, **扁桃腫大**, 舌・口腔粘膜の乾燥, 舌苔・舌の色, **口内炎**, **聴力低下**, 鼓膜の発赤・混濁, 甲状腺腫大・圧痛, **頸部リンパ節腫脹**, 頸部血管雑音・圧痛, 頸椎の可動性
胸部	・胸骨圧痛, 胸鎖関節・胸肋関節痛, 腋下リンパ節, 心雑音, **呼吸音異常**, 頸静脈の異常
腹部・背部	・**腹部圧痛**, 肝叩打痛, CVA 叩打痛, 脊椎叩打痛, 脊椎の可動性, 腹部腫瘤, 腹水貯留, 肝脾腫, 大動脈・腎血管雑音, 大動脈径触診
会陰部	・直腸診にて腫瘤・血便, **肛門周囲膿瘍**, 痔核, 陰部潰瘍, 帯下の異常, 陰嚢圧痛, 鼠径リンパ節腫脹
四肢	・爪下線状出血, Osler 結節, Janeway lesions, レイノー症状所見, **関節変形・関節炎**, 四肢の浮腫・腫脹・発赤, DVT, 結節性紅斑, 付着部炎, 股関節痛・可動域制限, 仙腸関節痛, 腸腰筋徴候
皮膚	・発汗過多, **皮疹**(紅斑, 水疱, 丘疹, 紫斑など), 蜂窩織炎, 皮膚潰瘍, 褥瘡
神経系	・顔面神経麻痺, 単神経炎, 多発神経障害, 運動麻痺, 知覚麻痺・鈍麻失調, 不随意運動, 項部硬直, ケルニッヒ徴候

表5 解熱後,再度発熱するパターンを繰り返しやすい不明熱の原因疾患

	診断名
感染症	・脊椎炎,骨髄炎,感染性心内膜炎,後腹膜膿瘍,敗血症性静脈塞栓,感染性大動脈瘤 ・前立腺炎,胆管炎,中耳炎-乳突蜂巣炎,副鼻腔炎,歯髄炎 ・エルシニア,メリオイドーシス,Whipple's病,ボレリア,Q熱,トキソプラズマ ・慢性活動性EBウイルス感染
免疫不全となる基礎疾患＋感染症	・先天性免疫不全症候群(複合免疫不全症,抗体産生不全症など),悪性腫瘍,HIV感染症
膠原病／自己免疫疾患	・成人スティル病,ベーチェット病,再発性多発軟骨炎,各種血管炎
悪性腫瘍	・悪性リンパ腫,大腸癌
自己炎症性疾患	・FMF, HIDS, TRAPSなど
その他	・キャッスルマン病,壊死性リンパ節炎 ・痛風,偽痛風,過敏性肺臓炎,慢性微小肺塞栓,サルコイドーシス,クローン病,副腎不全 ・薬剤熱,詐熱,ミュンヒハウゼン症候群,習慣性高体温症

3 自己炎症症候群との鑑別に注意すべき疾患

不明熱診療において,(狭義の)自己炎症症候群と鑑別が難しいものには一定の特徴がある.一見周期的にもみえる間欠的な発熱と,自己炎症症候群にも起こりうる局所の炎症症状をきたし,血清学的に特異的な自己抗体が検出されない病態を示すものである.これらの疾患は膠原病/自己免疫疾患の範疇で語られることが多いが,この中には広義の自己炎症症候群とされるベーチェット病や成人スティル病も含まれる.これらはそれぞれが典型的な症状や所見を呈したときには,診断基準や分類基準と照らし合わせ診断は比較的容易であるが,非典型像をきたしたときには,(狭義の)自己炎症症候群との鑑別が問題となる場合もある.次に鑑別診断上,注意すべき疾患をとりあげ,診療のポイントを述べる.

①ベーチェット病

急性炎症を繰り返す慢性炎症性疾患で,病理的には血管炎の像を呈するが,好中球の浸潤が病態に関与しており,その発症様式から広義の自己炎症症候群とされている.口腔内潰瘍,陰部潰瘍,皮膚病変,眼病変が主病変であり,経過中にこの4主症状が出現したものを完全型と診断し,そこまで症状がそろわなければ不全型あるいは疑い例とする.通常早期から主症状がそろうことはまれであり,確定診断には時間がかかることが多く,経過をしばらく追うことが必要となる.症状増悪時に再発性の口腔内潰瘍が出現する確率が高く鑑別診断のポイントとなるが,発熱が主体となり他の主要症状がはっきりしない場合には,(狭義の)自己炎症症候群との鑑別が問題となる.症状の抑制にはコルヒチンが有効でNSAIDsによる対症療法も行われるが,必要に応じて副腎皮質ステロイドの使用も考慮される.失明のリスクがある眼病変や消化器,中枢神経を侵す特殊病型に対しては,生物学的製剤の使用も積極的に行われる.

②成人スティル病

若年者に発症する全身型若年性特発性関節炎と同様の病型が,成人に発症したものと理解さ

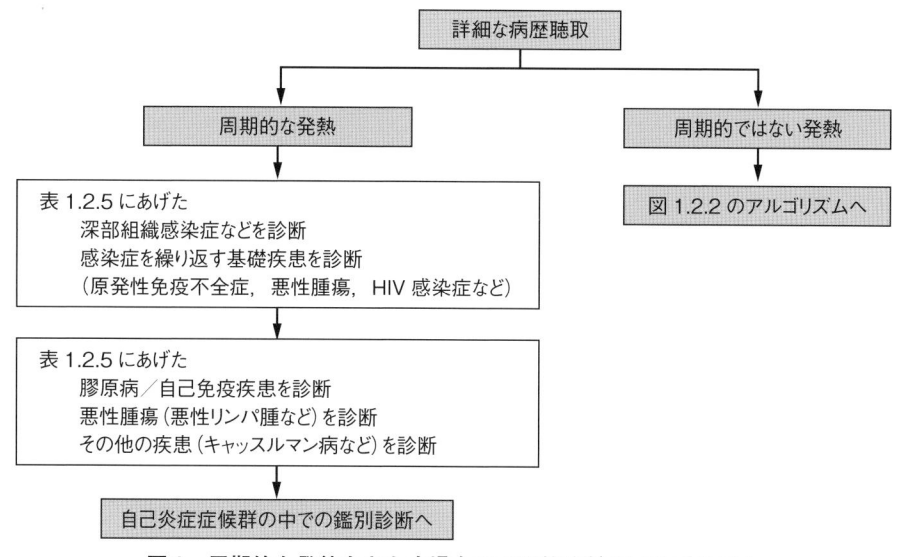

```
                    詳細な病歴聴取
                    /         \
            周期的な発熱      周期的ではない発熱
                              図 1.2.2 のアルゴリズムへ

    表 1.2.5 にあげた
       深部組織感染症などを診断
       感染症を繰り返す基礎疾患を診断
       (原発性免疫不全症, 悪性腫瘍, HIV 感染症など)

    表 1.2.5 にあげた
       膠原病／自己免疫疾患を診断
       悪性腫瘍（悪性リンパ腫など）を診断
       その他の疾患（キャッスルマン病など）を診断

       自己炎症症候群の中での鑑別診断へ
```

図3　周期的な発熱をきたす場合の不明熱診断のアルゴリズム

れる．その発症様式から病態への自然免疫の関与が考えられ，ベーチェット病と同じく広義の自己炎症症候群とみなされている．発熱と関節痛に加え発熱時にみられるサーモンピンク疹ともよばれるリウマトイド疹が特徴的とされるが，このような定型疹が常に確認できるわけではない．比較的予後は良好であるが，ときに急激に増悪してマクロファージ活性化症候群を引き起こし血球貪食症候群をきたすことがあり，経過を慎重に追うことが必要である．治療としてはステロイドが主体となるが，臨床経過により単周期全身型，多周期全身型，慢性関節炎型の3つに分類され，多周期全身型の場合は再発と寛解を繰り返すため，ステロイドの減量と中止はそれほど容易ではない．難治性の場合は免疫抑制薬や生物学的製剤の使用も考慮される．発生頻度は比較的高いが，しばしば不明熱の診療過程においてその他の確定診断がつけられない場合に，この診断名が"ゴミ箱的"な都合の良い診断名としてつけられている場合があるので注意が必要である．

③キャッスルマン病

1956年に米国の病理医 Castleman らにより最初に報告された良性のリンパ増殖性疾患である．臨床分類としては腫大リンパ節が縦隔など1ヵ所に限局している単発型と，全身のリンパ節が腫大する多中心型とに分類される．病理学的には硝子血管型，形質細胞型，混合型の3つに分かれ，形質細胞型では，発熱に加え，皮疹，浮腫，神経症状，消化器症状など多彩な症状を繰り返す．腫大したリンパ節におけるIL-6の産生が全身の炎症反応を引き起こすと考えられており，まれではあるが不明熱の鑑別診断として記憶にとどめておく必要がある．治療はヒト化抗IL-6受容体抗体であるトシリズマブ（アクテムラ®）が著効する．一般的に発症は成人期といわれているが，小児期より年に数回発熱発作を繰り返し，何らかの自己炎症症候群を疑われるも8年間診断されずに原因不明とされていた自験例もある．

④各種血管炎

血管炎の中でも臓器障害をきたしていない段階の結節性多発動脈炎などは，画像検査や病理組織検査でも特異的な異常がとらえにくく，発熱とともに全身倦怠感や体重減少などの非特異的な症状を呈するのみで，増悪と寛解を繰り返し，診断確定に苦慮することがある．

⑤クローン病

潰瘍性大腸炎でも同様であるが，炎症性腸疾患で下痢や腹痛などの消化管症状が前面に出ずに，発熱とともに関節症状，皮膚症状，口内炎などの症状を間欠的に繰り返す場合があり，（狭義の）自己炎症症候群との鑑別が問題になる．消化管症状がなくても状況によっては大腸カメラでの精査が必要となる．クローン病は発症に自然免疫の関与が示唆されており，広義の自己炎症症候群とされている．

⑥血管内リンパ腫

リンパ節腫脹がみられず血管内に異型リンパ球が浸潤する血管内リンパ腫(intra vascular lymphoma：IVL)は，一定期間の発熱を間欠的に繰り返す場合があり，成人の診療領域で診断が難しい不明熱の代表的疾患となっている．診断確定のために，骨髄生検，肝生検，皮膚生検などを何度も繰り返す場合もある．

表6に，以上に述べた(狭義の)自己炎症症候群との鑑別に注意すべき疾患とその鑑別診断におけるポイントを示す．

4　自己炎症症候群の中での鑑別

家族性地中海熱(FMF)などの代表的な自己炎症症候群が典型的な症状を示した場合には，疾患に対するある程度の知識と経験があれば，診断の方向性をつけるのはそれほど難しくはない．しかしながら，図4に臨床症状からの自己炎症症候群の鑑別図を示すが，自己炎症症候群の病像は同一疾患であったとしてもかなり幅があり，必ずしもここに記載された教科書的な症状がでそろうわけではなく，診断が速やかに行われる場合ばかりではない．非典型的な例では自己炎症症候群の中での鑑別に加え，先に述べたような広義の自己炎症症候群とよばれる疾患群との鑑別や併発なども問題になってくる．

各疾患の詳細は各論に譲るが，ここでは成人診療領域の不明熱診療においてしばしば問題となる家族性地中海熱(FMF)，TNF受容体関連周期性症候群(TRAPS)，そして広義の自己炎症症候群に分類されるPFAPA症候群(periodic fever with aphtous pharingitis and adenitis syndrome)に関して，不明熱の鑑別診断という観点から，若干の解説を加える．

①家族性地中海熱(FMF)

FMFはpyrin蛋白をコードする*MEFV*遺伝子の変異による自己炎症症候群で，常染色体劣性の遺伝形式をとるが，*MEFV*遺伝子に異常を認めない例やヘテロ接合体の変異もあり，遺伝子型と病像との関連についてはさらなる知見の集積が求められる．2009年の全国調査では患者数は約300人との報告であったが，未診断の例も含めると，それ以上の数の患者が存在してい

表6 （狭義の）自己炎症症候群との鑑別に注意すべき疾患と鑑別診断におけるポイント

疾患名	（狭義の）自己炎症症候群と紛らわしい点	鑑別ポイント
ベーチェット病	口腔内潰瘍、関節痛、皮膚症状、腹痛などの局所症状が、発熱とともに自然経過で再燃・寛解を繰り返す場合	口腔内潰瘍は症状増悪時にほぼ必発、眼・神経など障害臓器に特異的な症状
成人スティル病	皮疹と関節炎を伴う発熱が、自然経過で再燃・寛解を繰り返す場合	フェリチン著増、好中球数増加、NSAIDs・ステロイドに良好に反応（難治性以外）
キャッスルマン病	形質細胞型で発熱を繰り返す場合	IL-6高値、病理組織
各種血管炎	軽症の結節性多発動脈炎など、発熱主体の症状が、自然経過で増悪・寛解を繰り返す場合	画像診断、病理組織
クローン病	消化管症状をきたさず、発熱と他の局所症状のみを間欠的に示す場合	大腸カメラ、病理組織
血管内リンパ腫	発熱が間欠的パターンを示し、生検の病理組織でも、異常がみつからない場合	病理組織（複数回必要な場合あり）

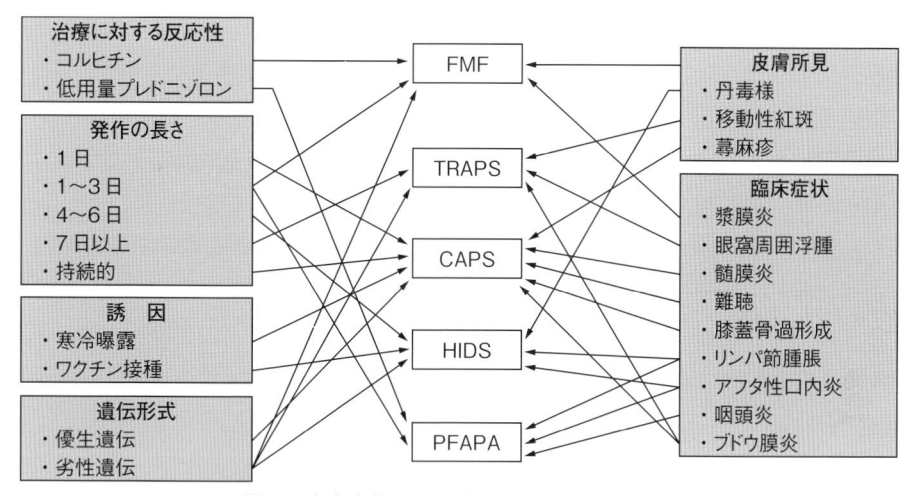

図4 臨床症状からの自己炎症症候群の鑑別

FMF：家族性地中海熱，TRAPS：TNF受容体関連周期性症候群，CAPS：クリオピリン関連周期熱症候群，HIDS：高IgD症候群，PFAPA：PFAPA症候群．

(Hoffman HM, Simon A：Recurrent febrile syndromes-what a rheumatologist needs to know. *Nat Rev Rheumatol* **5**：249-256, 2009[9])より引用)

ると考えられる．3～4週間おきに高熱とともに胸膜炎や腹膜炎などの漿膜炎の痛みが出現し，半日～3日で自然に改善する．間欠期にはまったく無症状となるが，発作時には痛みがあまりにも激烈なために，1日中同じ姿勢を保ったまま動けないような場合もある．副腎皮質ステロイドは無効であるが，コルヒチンの連日服用により高い確率で発作を抑えることができる．*MEFV*遺伝子のexon 10領域の特定の変異が典型例であるが，それ以外の領域に遺伝子変異を認める非典型例は，漿膜炎の症状よりも関節炎や筋肉痛をきたす例が多く，発熱期間も長期にわたり，コルヒチンの効果も今ひとつであるとされている[10]．不明熱の診療において，典型例は臨床症状から比較的容易に診断が可能で，遺伝子診断までは行わずに，コルヒチンによる発

作の抑制効果を確認したうえで，経過観察とする場合もある．問題は非典型例であり，成人スティル病やベーチェット病などとの鑑別が必要となり，遺伝子診断まで施行しても，病態に関与するとみられる遺伝子変異がみつからないこともある．このような場合は他の自己炎症症候群の可能性も慎重に探りながら，生物学的製剤の投与も考慮に入れ，治療介入を試みていくことが必要となる．

②TNF受容体関連周期性症候群（TRAPS）

TRAPSはTNF受容体1(TNF receptor 1：TNFR1)の遺伝子 *TNFRSF1A* の変異による自己炎症症候群で，常染色体優性の遺伝形式をとるが，孤発例もある．1週間を超える周期性発熱と筋肉痛，結膜炎，消化器症状，皮膚症状などが出現するが，症状のバリエーションが多く，個人差が大きい．発症年齢は中央値で3歳との報告があるが，成人発症の例もあり，成人の不明熱の鑑別としても頭に入れておく必要がある．鑑別疾患としては成人スティル病や他の狭義の自己炎症症候群などがあがるが，非典型的な病像を示した場合には，必ずしも確定診断は容易ではない．本邦で数百例の患者がいるといわれているが，正確な患者数は把握されていない．副腎皮質ステロイドの使用が発作の症状抑制に効果があるが，経過の中で徐々に効果が減弱してくるとされており，抗TNFα製剤などの生物学的製剤の投与が必要となる場合もある．

③PFAPA症候群

PFAPA症候群はアフタ性口内炎，咽頭炎，頸部リンパ節炎を伴う周期性発熱症候群であり，非遺伝性の広義の自己炎症症候群である．自然免疫系に関与するNF-κB経路やインフラマソームの異常の関与が示唆されているが，正確な病因や病態は不明である．5歳以下の発症が80％といわれるが，小児のみならず成人発症もありうる．実際の臨床現場では，不明熱というよりは急性扁桃炎を繰り返すという主訴で耳鼻科を受診して，抗菌薬とともにステロイドも投与され，ステロイドの効果で一時的には良くなるが，結局正しい診断がつかずに発熱を繰り返すケースが散見される．自己炎症症候群と診断がつかないままに頻回の扁桃炎に対して扁桃摘出をされる例もあるが，結果的にそれが治療につながる場合も多い．ベーチェット病や他の狭義の自己炎症症候群との鑑別が問題となるが，注意深い病歴聴取と身体所見が決め手となる．

5 遺伝子診断

自己炎症症候群が疑われる場合に，どんなときに遺伝子診断を行うべきかという問題があるが，自己炎症症候群でも責任遺伝子が同定され，それを狙っての遺伝子解析が可能な疾患が疑われていることが第1条件となる．次に，責任遺伝子が同定されている疾患であっても，必ずしも遺伝子解析で想定する結果が出ない場合もありうることを知っておく必要がある．自己炎症症候群の知見集積はいまだ発展段階にあり，未知の部分が多いからである．そして最も大切なこととして，血縁関係にある者への影響など，遺伝子解析に派生して出てくる可能性のある問題を医師側・患者側双方がよく理解し，納得したうえで行うことが求められる．さらに，遺伝子診断が施行される場合には，必要に応じて本人・家族に対して遺伝子カウンセリングが行われなければならない．カウンセリングは場合によっては，長期にわたり継続的に行われるこ

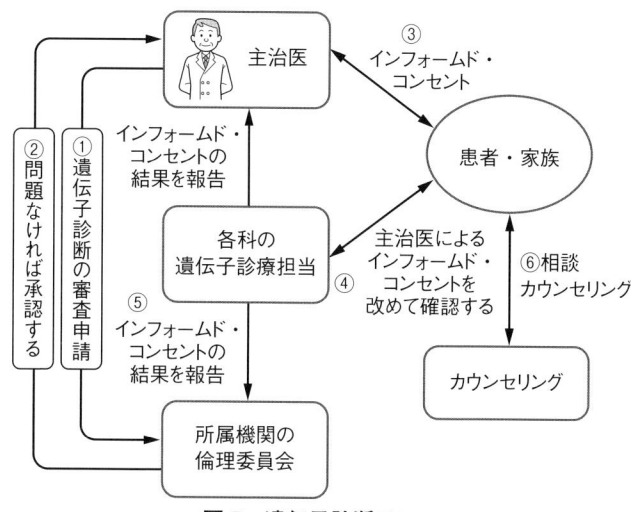

図5 遺伝子診断フロー

① 主治医が所属医療機関の生命倫理委員会に遺伝子診断の診療計画の審査を申請する．
② 倫理委員会では遺伝子診断の妥当性と倫理的課題などを審議のうえで診療計画を承認する．
③ 主治医が患者本人（家族）に遺伝子診断のインフォームド・コンセントを行う．
④ 診療に直接かかわらないその科の医師（遺伝子診療担当員）が，主治医とは別に，インフォームド・コンセントの内容を患者が完全に理解し同意しているかを，患者本人（家族）に確認する．
⑤ 遺伝子診療担当員は主治医と倫理委員会にインフォームド・コンセントが完全に得られていることを報告する．
⑥ 遺伝子診断前後に必要に応じて，患者・家族に対して遺伝子カウンセリングを行う．
⑦ 上記の流れの中で問題がなければ，遺伝子診断を施行する．

ともありうる．

　以上の点を踏まえたうえで，遺伝子診断をするときには決められた手続きに従うことが必要である．施設によって若干異なるが，基本は図5に示したような流れで進んでいく．インフォームド・コンセントの内容は事例によっても異なるが，遺伝子診断で陽性との診断が下された場合に，両親や同胞が保因者である可能性が高まるという点も含め，考えられる利益と不利益を十分に説明したうえで同意を得ることが大切である．

まとめ

　不明熱の鑑別診断としての自己炎症症候群というテーマで筆を進めてきたが，前述したように自然免疫の研究が進むにつれ，狭義の自己炎症症候群のみならず，成人スティル病やベーチェット病など従来膠原病/自己免疫疾患の範疇で語られてきた疾患の病態に関する自然免疫の関与が次々と明らかにされている．そのような意味でも，自己炎症症候群はもはや小児対象の希少疾患ではなく，感染症，悪性腫瘍，膠原病/自己免疫疾患に続く，第4の不明熱としてクローズアップされつつあるといってもよいだろう．今後，大学病院の総合診療科など不明熱を数多く扱う機会のある部門の診療に従事する医師たちが，小児領域を中心にこれまで本邦の自

己炎症症候群に関する診療と研究を牽引してきた専門施設との情報交換を通じて，新たな知見の集積に尽力され，不明熱に悩む多くの患者の診療にさらなる光が当てられることを切に希望している．

文　献

1) 鈴木富雄：13カ条の原則で解き明かす　不明熱なるほど！ケースファイル第6回．レジデントノート **14**：1782-1794, 2012.
2) Petersdorf RG, Beeson PB：Fever of unexplained origin：report on 100 cases. *Medicine* **40**：1-30, 1961.
3) 鈴木富雄：13カ条の原則で解き明かす　不明熱なるほど！ケースファイル第1回．レジデントノート **13**：2115-2122, 2011.
4) Durack DT, Street AC：Fever of unknown origin-reexamined and redefined. *Curr Clin Top Infect Dis* **11**：35-51, 1991.
5) Horowitz HW：Fever of unknown origin or fever of too many origins? *N Engl J Med* **368**：197-199, 2013.
6) McGonagle D, McDermott MF：A proposed classification of the immunological diseases. *PLoS Med* **3**：e297, 2006.
7) 鈴木富雄："不明熱"を診断する．事例で学ぶ感染症ストラテジー（馬場尚志 編）．pp81-89, 文光堂, 2010.
8) Cunha BA：Fever of unknown origin：focused diagnostic approach based on clinical clues from the history, physical examination, and laboratory tests. *Infect Dis Clin North Am* **21**：1137-1187, 2007.
9) Hoffman HM, Simon A：Recurrent febrile syndromes-what a rheumatologist needs to know. *Nat Rev Rheumatol* **5**：249-256, 2009.
10) 右田清志，上松一永：家庭性地中海熱の臨床．日本臨床免疫学会会誌 **34**：355-360, 2011

〈鈴木　富雄〉

3 自己炎症症候群の治療

> **ポイント**
> ・近年，自己炎症症候群の炎症病態が徐々に明らかとなっている．
> ・これに伴い，自然免疫・獲得免疫の異常を"免疫制御不全"として捉えるようになった．
> ・自己炎症症候群は慢性の経過をとるため，病因に対する治療だけではなく二次的に生じる合併症や心理社会的な対応も必要である．
> ・自己炎症症候群は多岐にわたるためその治療も疾患によって異なるが，病態の解明に伴い治療薬の開発や既存の治療薬の作用機序も徐々に明らかになってきた．

　自己炎症症候群（autoinflammatory syndrome）は，非感染性かつ自己免疫ではない発熱や炎症反応など炎症を生じる多種の疾患群とされる[1]．近年これらの疾患において責任遺伝子が明らかとなり，その炎症病態が徐々に明らかとなり，さらに自己免疫疾患（autoimmune disease）においてもその疾患病態の解明が進み，これらの疾患にかかわる自然免疫・獲得免疫の異常を"免疫制御不全"としてとらえるようになってきた[2]．このような炎症病態の理解の進歩とともに治療においても治療薬の開発や既存の治療薬の作用機序の解明がなされるようなってきた．一方で自己炎症症候群は慢性の経過をとることから，病因に対する治療だけではなく疾患によって2次的に生じる合併症や心理社会的な対応も必要となる．

　自己炎症症候群は多岐にわたるためその治療も疾患によって異なる．このため各疾患の詳細な治療法は各論に譲り，本章では自己炎症症候群の治療に関して炎症病態に対する治療と合併症などについて総論的に述べる．

A　自己炎症症候群の治療ターゲット

　自己炎症症候群の治療は，一義的に炎症の抑制もしくは改善にある．このため本症候群の治療ターゲットは，発熱や炎症所見などの炎症病態もしくは炎症機序の改善，つまりさまざまな自己炎症症候群の遺伝子異常が関係する炎症制御蛋白の異常により生じる炎症性サイトカイン過剰産生が主なターゲットの1つである．それ以外に各疾患によって特有に認める神経症状や骨関節障害，消化器症状などの合併症や慢性経過によって生じる心理的・社会的な問題も重要な治療対象である（図1）．

　自己炎症症候群の炎症病態は近年，精力的に責任遺伝子が明らかにされ，さらにその遺伝子

のかかわる炎症制御機構も徐々に解明されるようになった．自己炎症症候群を自然免疫にかかわる分子や機序により分類することで，疾患に特異的な治療ターゲットを平易に理解することができる．この分類は McGonagle と McDermott により提唱され[1]，①IL-1β 活性化異常（インフラマソーム不全），②NF-κB 活性化異常，③自然免疫系の蛋白フォールディング異常，④補体異常，⑤サイトカインシグナル異常，⑥マクロファージ活性化の6つに分類される[3]（表1）[2,3]．治療のターゲットとしてこれらの遺伝子や炎症経路に関連する蛋白があげられる．そして実際に IL-1β や TNFα などの炎症性サイトカインを標的とした治療薬が自己炎症症候群に用いられている．一方，家族性地中海熱（familial Mediterranean fever：FMF）やベーチェット病に対して効果を認めるコルヒチンはその作用機序が長く不明であったが，インフラマソームの炎症にかかわる病態解明が進み，インフラマソームの活性化を抑制することで IL-1β の産生を抑制することが明らかになった[4]．自己炎症症候群の炎症病態の作用機序とともに薬剤の作用機序も解明されることで，より効果的で安全に治療を行うことが可能になる．

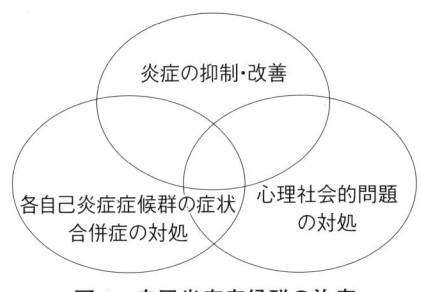

図1　自己炎症症候群の治療

　自己炎症症候群の治療として，病因とその病態に対する治療が最も有効で重要であるものの，疾患の病因や病態が不明であったり，各疾患に特有の症状や合併症を認める場合には，それぞれの症状・合併症に対する治療も重要となる．自己炎症症候群の主な症状として発熱や疼痛，骨関節障害，神経症状，消化器症状などを認める（表2）[5]．特に不可逆的に進行する眼科障害や聴力障害，神経障害，骨関節障害に対して，眼科や耳鼻咽喉科，神経内科，整形外科の専門医による病状の把握と治療介入が重要となる．さらに長期にわたる炎症の反復によって患者には身体的な問題だけではなく，小児期であれば低身長や骨関節変形など成長発達障害，思春期・成人期では就学や就労などの社会的な問題，心理的な問題をかかえることが多い[6]．このため抗炎症などの薬物療法以外に，リハビリテーションなどの医療ケアを理学療法士，作業療法士と行う．またソーシャルワーカーや臨床心理士，保健師などとの連携と援助も重要となる．

B　主な自己炎症症候群に対する治療

　前述のように自己炎症症候群の病態はさまざまであり，それぞれの疾患において異なり治療ターゲットも異なる．このため有効な治療薬を病態や機序に合わせて適切に選択する必要がある．最近，一部の自己炎症症候群に適応となった生物学的製剤は炎症性サイトカインをターゲットとした薬剤であり，炎症性サイトカインの中和や炎症シグナルの遮断により炎症病態を改善する．自己炎症症候群のうち，インフラマソーム不全による IL-1β 過剰や NF-κB 活性化異常などが病因病態となる疾患では，IL-1β や TNFα などの炎症性サイトカインが治療ターゲットとなる．これらの疾患に対する有効な治療法として報告されている治療薬の多くは生物学的製剤である（表1）．

3 自己炎症症候群の治療

表1 分子/病態による自己炎症症候群の分類と特異的治療

疾患名	遺伝子(染色体)	蛋白質もしくは病原因子	特異的治療
Type 1：IL-1β 活性化異常 (inflammasomopathies)			
内因性			
FCAS, MWS, NOMID/CINCA 症候群	*NLRP3/CIAS1 (1q44)*	NLRP3 (cryopyrin, NALP3, PYPAF1)	カナキヌマブ, アナキンラ, リロナセプト
外因性			
家族性地中海熱	*MEFV (16p13.3)*	Pyrin (marenostrin)	コルヒチン, アナキンラ, カナキヌマブ
PAPA 症候群	*PSTPIP1 (15q24-25.1)*	PSTPIP1h (CD2BP1i)	アナキンラ
CRMO/SAPHO 症候群	複合要因		ビスホスホネート
Majeed 症候群	*LPIN2 (18p11.31)*	Lipin-2	
高 IgD 症候群(メバロン酸キナーゼ欠乏症)	*MVK (12q24)*	メバロン酸キナーゼ	アナキンラ, カナキヌマブ
再発性胞状奇胎	*NLRP7 (19q13)*	NLRP7 (NALP7, PYPAF3, NOD12)	
DIRA	*IL1RN*	IL-1Ra	
複合要因/後天性			
痛風, 偽痛風	複合要因	尿酸/CPPD	コルヒチン
線維化異常症	複合要因	アスベスト/シリカ	
II 型糖尿病	複合要因	高血糖	
Schnitzler 症候群	Sporadic		
Type 2：NF-κB 活性化異常			
クローン病	複合要因	*Muramyl dipeptide*	インフリキシマブ, アダリムマブ
	NOD2 (16p12), ATG16L1 (2q37.1), IRGM (5q33.1)	NOD2 (CARD15), ATG16L1, IRGM	
Blau 症候群	*NOD2 (16p12)*	NOD2 (CARD15)	インフリキシマブ, エタネルセプト
FCAS2 (Guadaloupe periodic fever)	*NLRP12 (19q13.4)*	NLRP12 (NALP12)	
Type 3：自然免疫系における蛋白質フォールディング異常			
TRAPS	*TNFRSF1A (12p13)*	TNFRSF1A (TNFR1, p55, CD120a)	エタネルセプト
脊椎関節症	複合要因, *HLA-B (6p21.3), ERAP1 (5q15)*	HLA-B27, ERAP1 (ARTS1)	
Type 4：補体異常			
非典型溶血性尿毒症症候群	*CFH (1q32), MCP (1q32), CFI (4q25), CFB (6p21.3)*, 複合要因	complement factor H, MCPv (CD46), complement factor I, complement factor B, 自己抗体	エクリズマブ
加齢黄斑変性症	複合要因, *CFH (1q32)*	Complement factor H	
Type 5：サイトカインシグナル異常			
ケルビム症	SH3BP2 (4p16.3)	SH3-binding protein 2	
Type 6：マクロファージ活性化			
家族性 HLH	*UNC13D (17q21.1), PRF1 (10q22), STX1, (6q24.2)*, 複合要因	Munc13-4, Perforin 1, Syntaxin 11, ウイルス	
Chediak-Higashi 症候群	*LYST (1q42.3)*	LYSTy (CHS1)	
Griscelli 症候群	*RAB27A (15q21.3)*	RAB27	
X 連鎖性リンパ増殖性症候群	*SH2D1A (Xq25)*	SAP	
Hermansky-Pudlak 症候群	*HPS1-8*	HPS1-8	
2 次性 HLH	複合要因		
動脈硬化症	複合要因	コレステロール	

(Masters SL, Simon A, Aksentijevich I, *et al.*：Horror autoinflammaticus：the molecular pathophysiology of autoinflammatory disease. *Annu Rev Immunol* **27**：621-668, 2009.[2]) より引用改変)

表2 各自己炎症症候群の主な症状・所見

	FMF	HIDS	TRAPS	CAPS	Blau症候群	PAPA症候群	PFAPA症候群	SoJIA
発症年齢	5～20歳	1歳以下	0～成人	1歳以下	0～12歳		4～6歳	4～6歳
発作期間	1～3日	3～7日	7～21日	不規則		不規則	2～7日	不規則
発作周期	1ヶ月	4～6週	数ヶ月	不定期(寒冷刺激)	不定期	不定期	2～6週	不定期
皮疹部位	下肢	四肢	全身	全身	全身	全身	—	全身
皮疹性状	丹毒様	紅斑	紅斑	蕁麻疹様	結節性紅斑,紅斑	嚢腫性アクネ	—	リウマトイド疹
発　熱	あり	あり	あり	あり	約50%	あり	あり	あり
腹　痛	あり	あり(消化器症状)	あり	なし	なし	不明	不明	不明
アミロイドーシス	あり	まれ	あり	あり	不明	不明	不明	あり
眼症状	なし	なし	結膜炎,眼瞼周囲浮腫	ぶどう膜炎,視神経炎	ぶどう膜炎	なし	なし	まれ
関節症状	あり	あり	関節痛	あり	腱鞘滑膜炎	あり	—	あり
特徴的所見	漿膜炎	頸部リンパ節腫脹	筋痛,移動性紅斑	無菌性髄膜炎,難聴	ぶどう膜炎,手指変形	膿皮症	口内炎,扁桃炎	弛張熱

Farasat S, Aksentijevich I, Toro JR : Autoinflammatory diseases : clinical and genetic advances. *Arch Dermatol* **144** : 392-402, 2008[5] より引用改変

生物学的製剤が導入されるまでの治療として，ステロイド薬（内服・静脈内投与，パルス療法）や非ステロイド性抗炎症薬（NSAIDs），免疫抑制薬，コルヒチンが用いられている．FMFやベーチェット病ではコルヒチンの効果を認める例があるものの，これらの治療では十分な持続的な抗炎症効果は得られない．

1. コルヒチン

コルヒチンは痛風の治療薬として用いられているが，FMFやベーチェット病に対しても抗炎症効果を認めることが報告されている．特にFMFではコルヒチンにより90～95%の症例で改善を認める[7]．このためコルヒチンによる治療反応性は治療的診断として用いられている．さらにコルヒチン有効例では2次性アミロイドーシスの予防が知られている．コルヒチンの抗炎症作用機序は，これまで好中球機能抑制作用が知られていたが，近年コルヒチンがNLRP3インフラマソームの活性化に関与する微小管を阻害することによってIL-1βの産生を抑制することが明らかになった[4]．これはFMFにおけるインフラマソーム不全を示すこととの関連が考えられる．

2. 抗IL-1β薬

　自然免疫において炎症シグナルとしてIL-1βは重要な炎症性サイトカインである．このため自己炎症症候群においてインフラマソーム不全によるIL-1β活性化異常を認めるものが多い．このような疾患ではカナキヌマブ(イラリス®)やanakinra, rilonaceptといった生物学的製剤による治療効果が示されている[8~10]．

　クリオピリン関連周期性症候群(cryopyrin-associated periodic syndrome：CAPS)には，同じNLRP3遺伝子異常を認めるがフェノタイプの異なる家族性寒冷自己炎症症候群(familial cold autoinflammatory syndrome：FCAS)とMuckle-Wells症候群(MWS)，慢性乳児神経皮膚関節症候群(neonatal-onset multisystem inflammatory disease：NOMID，もしくはCINCA症候群)が含まれる．CAPSに対する治療は，過剰産生されるIL-1βを標的としたカナキヌマブやanakinra, rilonaceptによる抗炎症効果が報告され，欧米ではこれらの薬剤はCAPSの治療薬として承認されている．一方，わが国ではカナキヌマブのみが承認されている[11]．

　コルヒチンで抗炎症効果の得られないFMF症例に対してanakinraや抗ヒトIL-1β抗体のカナキヌマブの有効性が報告されている[12]．さらにコレステロール代謝に関連するメバロン酸キナーゼ遺伝子(*MVK*)の異常を認める高IgD症候群〔hyper-IgD syndrome：HIDS，メバロン酸キナーゼ欠損症(mevalonate kinase deficiency：MKD)〕ではメバロン酸キナーゼの異常によるイソプレノイドの減少がIL-1βの過剰産生に関連しているとされ，治療薬としてカナキヌマブやanakinraの有効性が報告されている[13]．

　化膿性無菌性関節炎・壊疽性膿皮症・アクネ症候群(pyogenic arthritis, pyoderma gangrenosum, and acne 症候群：PAPA症候群)は*CD2 binding protein1*(*CD2BP1*)遺伝子の異常によりCD2BP1/PSTPIP1蛋白質の機能異常をきたし，pyrinのインフラマゾームへの阻害作用が低下することでIL-1βの過剰産生を来す．このためPAPA症候群の治療としては，IL-1βをターゲットとしたanakinraの有効性が報告されている[14]．

　全身型若年性特発性関節炎(systemic-onset juvenile idiopathic arthritis：SoJIA)は小児期発症のリウマチ性疾患であるが，炎症性サイトカインであるIL-6の過剰産生を認める．さらにPascualらはSoJIA患者の末梢血単核球(PBMC)のPMA-ionomycin刺激によるIL-1βの過剰産生を報告し，SoJIAにおけるIL-1βの過剰産生も炎症病態に関連している[15]．また治療薬としてもanakinraとカナキヌマブの投与により症状や炎症所見の改善を認めている[15]．

3. 抗TNFα製剤

　TNFαは各転写因子であるNF-κBの活性により他の炎症性サイトカインとともに産生される．このため自己炎症症候群のうち，*Nod2*に異常をきたし，NF-κB活性化異常を認めるBlau症候群/若年性サルコイドーシスやCD2BP1遺伝子の異常によりPSTPIP1の機能獲得変異を生じTNFα過剰産生をきたすPAPA症候群に対してTNF阻害薬であるインフリキシマブ(レミケード®)の効果が報告されている[15,16]．さらにTNF受容体関連周期性発熱症候群(TNF receptor-associated periodic syndrome：TRAPS)は*TNFRSF1A*(TNFR1)分子の異常により，TNFα刺激が持続することにより炎症をきたし，可溶性TNFR1と免疫グロブリンGの融合蛋白質であるエタネルセプト(エンブレル®)の有効性が報告されている[17].

まとめ

　自己炎症症候群の治療について，その病因と病態から"免疫制御不全"として捉え，それぞれの疾患の病態を理解し治療戦略を組み立てることが大切である．今後，自己炎症症候群の炎症病態に関連した治療薬の開発が望まれる．

文献

1) McGonagle D, McDermott MF：A proposed classification of the immunological diseases. *PLoS Med* **3**：e297, 2006.
2) Masters SL, Simon A, Aksentijevich I, *et al.*：Horror autoinflammaticus：the molecular pathophysiology of autoinflammatory disease. *Annu Rev Immunol* **27**：621-668, 2009.
3) Al-Herz W, Bousfiha A, Casanova JL, *et al.*：Primary immunodeficiency diseases：an update on the classification from the international union of immunological societies expert committee for primary immunodeficiency. *Front Immunol* **2**：54, 2011.
4) Misawa T, Takahama M, Kozaki T, *et al.*：Microtubule-driven spatial arrangement of mitochondria promotes activation of the NLRP3 inflammasome. *Nat Immunol* **14**：454-460, 2013.
5) Farasat S, Aksentijevich I, Toro JR：Autoinflammatory diseases：clinical and genetic advances. *Arch Dermatol* **144**：392-402, 2008.
6) Alayli G, Durmus D, Ozkaya O, *et al.*：Frequency of juvenile fibromyalgia syndrome in children with familial Mediterranean fever：effects on depression and quality of life. *Clin Exp Rheumatol* **29**(6 Suppl 69)：S127-132, 2011.
7) Tunca M, Akar S, Onen F, *et al.*：Familial Mediterranean fever(FMF)in Turkey：results of a nationwide multicenter study. *Medicine(Baltimore)* **84**：1-11, 2005.
8) Hawkins PN, Lachmann HJ, Aganna E, *et al.*：Spectrum of clinical features in Muckle-Wells syndrome and response to anakinra. *Arthritis Rheum* **50**：607-612, 2004.
9) Hoffman HM, Throne ML, Amar NJ, *et al.*：Efficacy and safety of rilonacept(interleukin-1 Trap) in patients with cryopyrin-associated periodic syndromes：results from two sequential placebo-controlled studies. *Arthritis Rheum* **58**：2443-2452, 2008.
10) Lachmann HJ, Kone-Paut I, Kuemmerle-Deschner JB, *et al.*：Use of canakinumab in the cryopyrin-associated periodic syndrome. *N Engl J Med* **360**：2416-2425, 2009.
11) Imagawa T, Nishikomori R, Takada H, *et al.*：Safety and efficacy of canakinumab in Japanese patients with phenotypes of cryopyrin-associated periodic syndrome as established in the first open-label, phase-3 pivotal study(24-week results). *Clin Exp Rheumatol* **31**：302-309, 2013.
12) Alpay N, Sumnu A, Calışkan Y, *et al.*：Efficacy of anakinra treatment in a patient with colchicine-resistant familial Mediterranean fever. *Rheumatol Int* **32**：3277-3279, 2012.

13) van der Hilst JC, Bodar EJ, Barron KS, *et al.* : Long-term follow-up, clinical features, and quality of life in a series of 103 patients with hyperimmunoglobulinemia D syndrome. *Medicine (Baltimore)* **87** : 301-310, 2008.
14) Stichweh DS, Punaro M, Pascual V, *et al.* : Dramatic improvement of pyoderma gangrenosum with infliximab in a patient with PAPA syndrome. *Pediatr Dermatol* **22** : 262-265, 2005.
15) Pascual V, Allantaz F, Arce E, *et al.* : Role of interleukin-1 (IL-1) in the pathogenesis of systemic onset juvenile idiopathic arthritis and clinical response to IL-1 blockade. *J Exp Med* **201** : 1479-1486, 2005.
16) Milman N, Andersen CB, Hansen A, *et al.* : Favourable effect of TNF-alpha inhibitor (infliximab) on Blau syndrome in monozygotic twins with a de novo CARD15 mutation. *APMIS* **114** : 912-919, 2006.
17) Ida H, Kawasaki E, Miyashita T, *et al.* : A novel mutation (T61I) in the gene encoding tumour necrosis factor receptor superfamily 1A (TNFRSF1A) in a Japanese patient with tumour necrosis factor receptor-associated periodic syndrome (TRAPS) associated with systemic lupus erythematosus. *Rheumatology (Oxford)* **43** : 1292-1299, 2004.

〈今川智之〉

各 論

1. 家族性地中海熱（FMF）
2. TNF受容体関連周期性症候群（TRAPS）
3. 高IgD症候群（HIDS）
4. クリオピリン関連周期熱症候群（CAPS）
5. Blau症候群/若年発症サルコイドーシス（EOS）
6. PAPA症候群
7. 周期性発熱・アフタ性口内炎・咽頭炎・頸部リンパ節炎症候群（PFAPA）
8. 中條-西村症候群（NNS）
9. 新しい自己炎症症候群

1 家族性地中海熱（FMF）

A 疾患概念

家族性地中海熱（familial Mediterranean fever：FMF）はpyrinの機能異常を背景として，炎症制御機構の破綻により発症する，遺伝性自己炎症症候群で，臨床的には，漿膜炎（胸痛発作，腹痛発作），関節炎を周期的に繰り返す．FMFの病型は，典型例，非典型例（不完全型）に大別され，典型例では，12時間から72時間持続する38℃以上の発熱発作と漿膜炎，関節炎などの随伴症状を認める．非典型例では，発熱期間が12時間以内あるいは72時間以上持続し，漿膜炎あるいは関節炎の合併頻度が典型例とは異なる．

B 病態生理

FMFは，NLRP3［NLR（nod-like receptor）family, PYD（pyrin domain）containing 3］インフラマソーム関連蛋白であるpyrinをコードする*MEFV*遺伝子の変異で発症すると考えられている（図1）．インフラマソームは，①NLRと②ASC［apoptosis-associated speck-like protein contain a CARD（caspase recruitment domain）］，③caspase-1の3つからなる．NLRはヒト

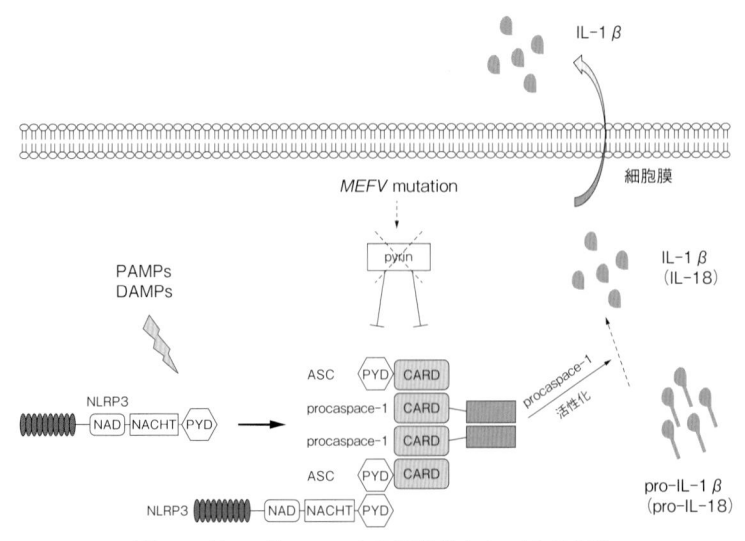

図1　インフラマソームの活性化とIL-1βの産生

(Mitroulis I, Skendros P, Ritis K：Targeting IL-1β in disease；the expanding role of NLRP3 inflammasome. *Eur J Intern Med* **21**：157-163, 2010[1]) より引用)

で20個あまり同定されており，N末端にCARDあるいはPYDをもち，中央にNOD領域を有するのが基本である．NLRP3を例にとるとNLRP3，ASC，caspase-1がCARD，PYDを介してインフラマソームを形成し重合すると，最終的に活性化されたcaspase-1によりpro-IL-1βが切断され活性型IL-1βに変換されることで炎症が誘導される[2]．FMFの責任遺伝子である*MEFV*遺伝子がコードするpyrinはNLRP3とASCのPYDを介した結合に干渉し，インフラマソームの活性を負に制御すると推定されている[3]．*MEFV*遺伝子変異とpyrinの機能異常に関して十分な解析がなされていないが，*MEFV*遺伝子変異によりpyrinのインフラマソームの抑制機能が障害され，自己炎症が起こると考えられている．

C 臨床所見

1 症状

①発熱

FMFで，最も高率にみられる症状が周期性発熱である．発熱パターンには特徴があり，典型例では，発熱期間が1～3日と短く，発熱は自然に軽快する．発熱はCRP，血清アミロイドAなどの急性期蛋白の増加を伴っている．発熱発作の頻度は個人差があり，発熱発作の誘因としてストレス，手術などによる侵襲，女性の場合は月経などがあげられる．FMFの責任遺伝子産物であるpyrinは好中球で，高発現していること，またFMFの発作時，漿膜などの炎症局所に好中球が浸潤していることより，FMFの自己炎症の病因の1つとして好中球活性化の亢進が考えられている．

②随伴症例

発熱に伴い出現することが多い随伴症状として漿膜炎，滑膜炎があげられる．漿膜炎の中でも胸膜炎において，咳嗽，胸水貯留を認めることは少なく，患者は胸痛，胸背部痛，痛みのために深呼吸ができないなどの症状を訴える．本症でみられる無菌性漿膜炎発作の病理的特徴は，漿膜細胞への好中球の浸潤である．腹膜炎による急性の腹痛は，腹水や腹膜刺激症状などの所見を伴うこともあり，急性腹症との鑑別が重要である．女性の場合は，月経で誘発されることもあり，激しい下腹部に限局した腹膜炎症状を呈することもある．滑膜炎は，膝関節，足関節などの下肢の単関節炎で発症することが多く，組織学的には，滑膜組織への好中球浸潤を特徴とする．FMFにみられる関節炎の特徴は，発熱に伴い，下腿の関節（膝，足関節）に出現し，関節水腫（無菌性の滑液）を伴うことが多い．図2は，FMFにみられた片側性の膝関節水腫を示すが，穿刺した滑液中には，多数の好中球が認められる（図3）．また頻度は少ないが，心外膜炎，無菌性髄膜炎，丹毒様紅斑などの随伴症状がみられることもある．FMFにみられる丹毒様紅斑は，発熱を伴い，発赤，圧痛を伴う境界の明瞭な膨隆した皮疹が特徴である（図4は顔面，図5は下肢に出現した丹毒様紅斑を示す）．

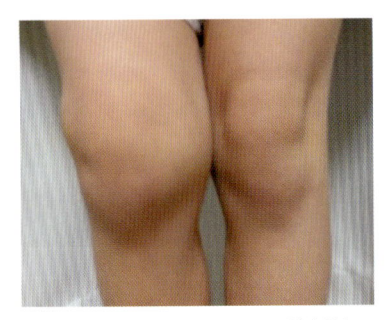

図2　FMF患者にみられた片側性の関節水腫

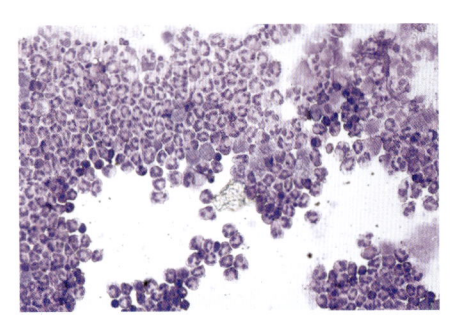

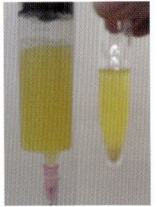

図3　関節穿針で得られた関節液は黄色で，多数の好中球浸潤を認める

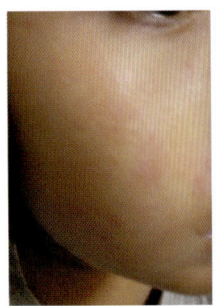

図4　顔面の丹毒様紅斑

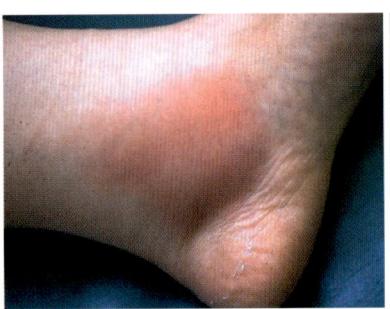

図5　下肢の丹毒様紅斑

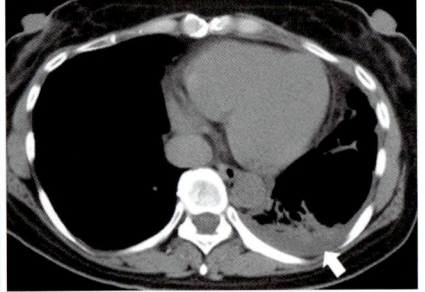

図6　FMF典型例にみられた発作時の胸水貯留

(Takazono T, Yoshioka S, Matsuo N, et al.: A 44-year-old Japanese female with recurrent pleuritis, *Respiration* **84**: 334-336, 2012[6]より引用)

2　検査所見

　検査所見では，好中球優位の白血球増加，赤沈亢進，CRPおよびフィブリノゲンの上昇など，非特異的な炎症所見を認める．アミロイドーシス合併例では，尿蛋白，腎機能障害を認めることがある．また，活性化された好中球で発現が亢進しているS100A12が，FMF患者血清中で，自己免疫疾患に比べ，有意に上昇していることが明らかにされている[4]．このようにFMFでは，好中球の機能亢進が病態の1つと考えられており，筆者らもFMF患者において，好中球CD64分子が，自己免疫疾患患者に比べ，有意に上昇していることを確認している[5]．

3　画像所見

　FMFに特異的な画像所見はないが，FMFの随伴症状である漿膜炎発作を画像で検出できることがある．胸膜炎(胸痛)発作時に，図6に示すように胸水，心囊水を認める場合もあるが[6]，このようなケースはまれである．Ishiguroらは，FMF症例の胸痛発作時の画像所見を検討し，MRI脂肪抑制T$_2$強調画像で，胸部CTでは検出できない微細な胸水および胸膜の高信号が検

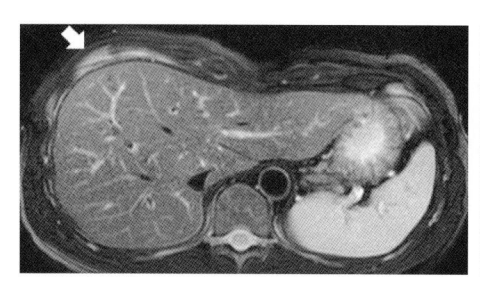

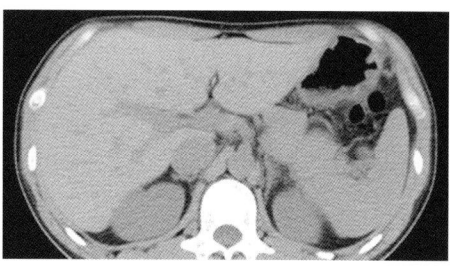

a：胸部 CT　　　　　　　　　　　　b：MRI 所見
図7　FMF 典型例にみられた発作時の胸部 CT，MRI 所見

出可能であることを示している（図7）[7]．

D　診断

　FMF の診断には，Tel-Hashomer criteria が海外では用いられているが[8]，漿膜炎発作を限局型・非限局型に分類するなど難解な点も多い．FMF の診断の効率化のため，本邦例の臨床的特徴をふまえた診断基準を示す（表1）．本診断基準は，FMF に特徴的な周期性発熱を主症状に加え，漿膜炎，滑膜炎などの随伴症状，発作時の急性期蛋白の上昇，コルヒチンによる症状の改善など副項目のどれか1項目満たしている場合，FMF と診断する診断基準である．FMF のスクリーニングに有用と思われるが，感染症，自己免疫疾患，悪性腫瘍などの鑑別は必要である．典型例と非典型例の識別には MEFV 遺伝子解析が有用である．表1の診断基準において，必須項目と補助項目のいずれか1項目以上を認める場合に臨床的に FMF 典型例と診断する．繰り返す発熱のみ，あるいは補助項目のどれか1項目以上を有するなど，非典型的症状を示す症例については，図8のフローチャートに従い診断する．ただし，感染症，自己免疫疾患，悪性腫瘍，他の自己炎症症候群などの発熱の原因となる疾患を除外する．本フローチャートでは，MEFV 遺伝子解析を行い，exon 10 の変異（ヘテロ変異を含む）を有する場合は FMF の可能性が高く，変異が認められない場合はコルヒチンの診断的投与を行い，症状に改善がある場合は，FMF と診断し，改善がみられない場合は，さらに自己免疫疾患，他の自己炎症症候群などの鑑別診断を行う．

不完全型家族性地中海熱（FMF）

　典型的な FMF は，発熱発作，漿膜炎発作が半日〜3日以内のことが多い．一方，非典型的な FMF は，発熱期間が典型例と異なり，数時間以内であったり，4日以上持続したり，38℃以上の発熱がみられない（微熱）こともある．また，漿膜炎発作が典型的でなく（限局している，激しい腹痛はなく腹膜刺激症状を伴わない），関節痛，筋肉痛などの非特異的症状がみられることがある[10]．これら病像を呈する症例は不完全型（非定型例）FMF である可能性があり，MEFV 遺伝子検査が診断の補助となる[11]．不完全型 FMF では，MEFV 遺伝子 exon 10 の変異は少なく exon 1（E84K），exon 2（E148Q，L110P-E148Q，R202Q-G304R），exon 3（P369S-R408Q），

表1 FMFの診断基準

条件	必須項目1項目と補助項目1項目を認める場合FMFと診断. 補助項目2項目以上を認める場合疑いとする. ただし,感染症,自己免疫疾患,悪性腫瘍の除外は必要.
必須項目	12時間から3日間続く38℃以上の発熱を3回以上繰り返し,発熱時,CRP,血清アミロイドA(SAA)の上昇を伴う
補助項目	1. 発熱時の随伴症状として,a〜eのいずれかを伴う 　　a 非限局性の腹膜炎による腹痛 　　b 胸膜炎による胸背部痛 　　c 関節炎(股関節,膝関節,足関節) 　　d 心膜炎 　　e 髄膜炎による頭痛 2. コルヒチンの予防内服によって発作が消失あるいは軽減する

(右田清志:家族性地中海熱の病態解明と治療指針の確立.厚生労働科学研究費補助金難治性疾患等克服研究事業「家族性地中海熱の病態解明と治療指針の確立」班 平成24年度総括・分担研究報告書,2013[9])

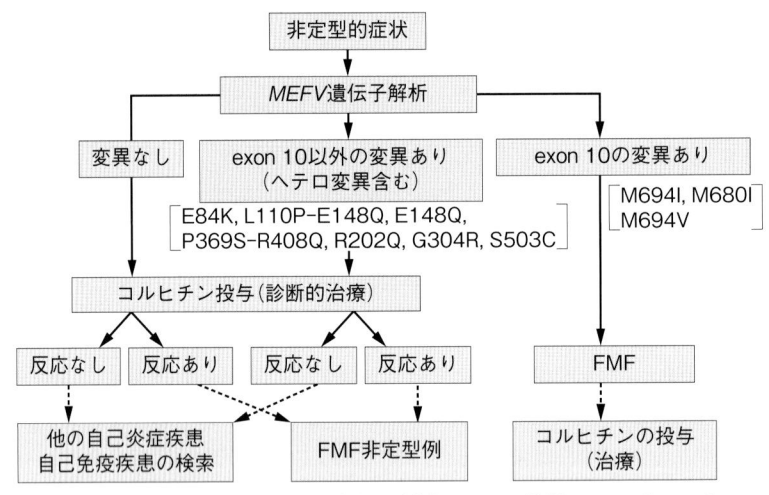

図8 非定型的症状を有する症例に対するFMF診断フローチャート

(右田清志:家族性地中海熱の病態解明と治療指針の確立.厚生労働科学研究費補助金難治性疾患等克服研究事業「家族性地中海熱の病態解明と治療指針の確立」班 平成24年度総括・分担研究報告書,2013[9])

exon 5(S503C)の変異を伴っていることが多い.また不完全型FMFにおいてもコルヒチン投与により症例の改善を認めることが多く,診断的治療を重ねてコルヒチン投与が望まれる.FMFの遺伝形式は,常染色体劣性であり,pyrinの機能喪失により,インフラマソームの活性化が起こり発症すると考えられてきた.しかし最近の研究でpyrinの欠損マウスではFMF症状を呈することなく,このpyrin欠損マウスに,FMFにみられる変異型のpyrinをknockinすることでFMFの類似の症状が出現することが明らかにされた[12].これらの知見は,FMFが機能喪失型ではなく機能獲得型の遺伝子異常で発症することを示唆している.実際,日本人FMF症例では,ホモ接合体やコンパウンドヘテロ接合体以外にヘテロ接合体のみの発症を認める.ヘテロ接合体で何故,発症するかまだ解明されていないが,他の遺伝的要因の関与も示唆されて

いる[13]．MEFV 遺伝子変異を有し炎症が起こりやすい素因がある個体において，他の遺伝的要因，ストレスなどの外的要因が組み合わさり，FMF が発症している可能性も考えられる．

E 治療

　FMF の治療の中心はコルヒチン投与であり，コルヒチンで症状の改善がみられる．コルヒチンの投与は，小児例においても，症状の改善，アミロイドーシスの予防のために行っている．小児におけるコルヒチンの投与量は，0.01〜0.04 mg/kg/日である．成人においては，1 mg/日(分 1〜2)が至適投与量であるが，本邦成人 FMF においては，0.5 mg/日と比較的少ない投与量でも改善がみられることがある．一方，1 mg/日のコルヒチンで，症状の改善がみられない場合は，2 mg/日まで増量する．

　治療に関する海外のリコメンデーションでは[14]，コルヒチンは，成人・小児においても，第 1 選択薬として位置づけられている．コルヒチン治療開始後は，3 ヵ月間隔で治療効果を判定すべきで，発熱発作が 3 ヵ月に 1 回以上，あるいは発作の有無にかかわらず，炎症反応が持続する場合は，コルヒチンの投与量を増量すべきと推奨されている．コルヒチンの最大投与量は，海外では成人の場合 3 mg までとされているが，本邦では 2 mg までとしている．コルヒチン治療で改善がみられない場合やコルヒチンが副作用のため使用できない場合は，代替治療が必要である．十分量のコルヒチンを投与しても年間 6 回以上の発熱発作がある場合は，コルヒチン耐性と考え，他の治療法を考えるべきで，その場合，IL-1 阻害薬が第 1 選択薬と考えられている[15]．IL-1 阻害薬を投与する場合は，半減期の短い anakinra(日本未承認)から開始すべきとされている．IL-1 阻害薬は，日本では入手が困難である．FMF に対して抗 TNF 製剤が有効とする報告があり[16]，関節症状を呈する治療抵抗性 FMF 症例では効果が期待できる．筆者らは，抗 IL-6 製剤であるトシリズマブ(アクテムラ®)が FMF に対して有効であることを報告した[17]．今後，症例の集積が必要であるが，トシリズマブも FMF の治療の選択肢の 1 つかもしれない．

F 臨床経過・予後

　FMF の予後に影響する重大な合併症，遷延する炎症に続発する AA アミロイドーシスである．全国調査の結果でも 134 名中 5 名(約 4％)にアミロイドーシスの合併がみられた[18]．アミロイドーシス合併頻度は，コルヒチンの投与開始がまだ遅れている本邦の状況を考慮しても，海外症例に比べ明らかに低い．本邦では重症例に多く，アミロイドーシス合併にも関連があると考えられている M694V 変異例がみられないこと，MEFV exon 10 のホモ接合体の頻度が低いことに起因していると考えられ，遺伝子変異型と重症度の関連が考えられる．アミロイドーシスを合併した FMF 症例の発症から治療開始までの平均期間は，20.1±4.5 年と長く，アミロイドーシスの合併予防には，FMF の早期治療，早期治療介入が必要と考えられる．

G これからの課題

　全国調査の結果から，本邦において一定数のFMF症例が存在し，その臨床的特徴も明らかになった．本邦症例は，海外例に比べ遺伝子変異型が異なっており，腹膜炎，アミロイドーシスの頻度は海外症例に比べて低く，本邦FMF症例の重症例は少ないと考えられる．しかし，治療が遅れると，アミロイドーシスなど生命予後にかかわる合併症が発生するリスクがあり，早期診断治療が望まれる．また非特異的症状を呈する不完全型FMFの存在にも注意が必要である．FMFなどの遺伝性自己炎症症候群の責任遺伝子は，インフラマソームの活性化に関連している分子をコードしており，これら遺伝子の異常は，単にこれら希少疾患の病態のみならず，炎症性疾患，リウマチ性疾患の病態にも関与している可能性が示唆されており[19,20]，今後の解明が望まれる．

文　献

1) Mitroulis I, Skendros P, Ritis K：Targeting IL-1β in disease；the expanding role of NLRP3 inflammasome. *Eur J Intern Med* **21**：157-163, 2010.
2) Pedra JH, Cassel SL, Sutterwala FS：Sensing pathogens and danger signals by the inflammasome. *Curr Opin Immunol* **21**：10-16, 2009.
3) Stojanov S, Kastner DL：Familial autoinflammatory diseases：genetics, pathogenesis and treatment. *Curr Opin Rheumatol* **17**：586-599, 2005.
4) Kallinich T, Wittkowski H, Keitzer R, *et al.*：Neutrophil-derived S100A12 as novel biomarker of inflammation in familial Mediterranean fever. *Ann Rheum Dis* **69**：677-682, 2010.
5) Migita K, Agematsu K, Yamazaki K, *et al.*：Expression of CD64 on polymorphonuclear neutrophils in patients with familial Mediterranean fever. *Clin Exp Immunol* **164**：365-372, 2011.
6) Takazono T, Yoshioka S, Matsuo N, *et al.*：A 44-year-old Japanese female with recurrent pleuritis. *Respiration* **84**：334-336, 2012.
7) Ishiguro T, Takayanagi N, Kobayashi K, *et al.*：Magnetic resonance imaging can detect thoracic inflammation due to familial Mediterranean fever. *Mod Rheumatol* **23**：604-607, 2013.
8) Livneh A, Langevitz P, Zemer D, *et al.*：Criteria for the diagnosis of familial Mediterranean fever. *Arthritis Rheum* **40**：1879-1885, 1997.
9) 右田清志：家族性地中海熱の病態解明と治療指針の確立．厚生労働科学研究費補助金難治性疾患等克服研究事業「家族性地中海熱の病態解明と治療指針の確立」班　平成24年度総括・分担研究報告書，2013.
10) Ryan JG, Masters SL, Booty MG, *et al.*：Clinical features and functional significance of the P369S/R408Q variant in pyrin, the familial Mediterranean fever protein. *Ann Rheum Dis* **69**：1383-1388, 2010.
11) Migita K, Ida H, Moriuchi H, *et al.*：Clinical relevance of *MEFV* gene mutations in Japanese patients with unexplained fever. *J Rheumatol* **39**：875-877, 2012.
12) Chae JJ, Cho YH, Lee GS, *et al.*：Gain-of-function Pyrin mutations induce *NLRP3* protein-independent interleukin-1β activation and severe autoinflammation in mice. *Immunity* **34**：755-768,

2011.
13) Migita K, Agematsu K, Masumoto J, et al.：The contribution of SAA1 polymorphisms to Familial Mediterranean fever susceptibility in the Japanese population. *PLoS One* **8**：e55227, 2013.
14) Hentgen V, Grateau G, Kone-Paut I, et al.：Evidence-based recommendations for the practical management of Familial Mediterranean Fever. *Semin Arthritis Rheum* **43**：387-391, 2013.
15) Hashkes PJ, Spalding SJ, Giannini EH, et al.：Rilonacept for colchicine-resistant or -intolerant familial Mediterranean fever：a randomized trial. *Ann Intern Med* **157**：533-541, 2012.
16) Erten S, Erten SF, Altunoglu A：Successful treatment with anti-tumor necrosis factor(anti-TNF)-α of proteinuria in a patient with familial mediterranean fever(FMF) resistant to colchicine：anti-TNF drugs and FMF. *Rheumatol Int* **32**：1095-1097, 2012.
17) Fujikawa K, Migita K, Tsukada T, et al.：Interleukin-6 targeting therapy in familial Mediterranean fever. *Clin Exp Rheumatol* **31**(3 Suppl 77)：150-151, 2013.
18) Migita K, Uehara R, Nakamura Y, et al.：Familial Mediterranean fever in Japan. *Medicine*(Baltimore)**91**：337-343, 2012.
19) Arasawa S, Nakase H, Ozaki Y, et al.：Mediterranean mimicker. *Lancet* **380**：2052, 2012.
20) Kirino Y, Zhou Q, Ishigatsubo Y, et al.：Targeted resequencing implicates the familial Mediterranean fever gene MEFV and the toll-like receptor 4 gene TLR4 in Behçet disease. *Proc Natl Acad Sci USA* **110**：8134-8139, 2013.

〔右田 清志，和泉 泰衛，藤川 敬太，江口 勝美，上松 一永〕

2　TNF受容体関連周期性症候群（TRAPS）

A　疾患概念

　TNF受容体関連周期性症候群(tumor necrosis factor receptor-associated periodic syndrome：TRAPS)は常染色体優性遺伝性の周期熱症候群であり，1型TNF受容体(TNFR1)をコードする*TNFRSF1A*遺伝子の異常が原因である．遺伝性周期熱症候群は発熱とさまざまな臓器病変による炎症性エピソードを繰り返すことが特徴で，自己抗体や自己反応性T細胞を伴わず，自然免疫系の異常を原因とする自己炎症症候群の代表である．

　常染色体劣性遺伝性周期熱症候群には，家族性地中海熱(familial Mediterranean fever：FMF)と高IgD症候群(hyperimmunoglobulinemia D and periodic fever syndrome：HIDS)が存在する．常染色体優性遺伝性周期熱症候群には，寒冷刺激による誘発や難聴などの特徴的な症状を呈するクリオピリン関連周期熱症候群とTRAPSがある．TRAPSは当初familial perireticular amyloidosis, familial Hibernian fever(FHF), autosomal dominant familial periodic syndromeなどの複数の疾患名で報告されていた．しかし，1998年にゲノムワイド解析によってFHFとautosomal dominant familial periodic syndromeの疾患感受性遺伝子座がいずれも同じ染色体12p3に位置することが判明し，1999年に*TNFRSF1A*遺伝子の変異が同定され，TRAPSの命名に至った[1]．

　TRAPSでは発熱，筋痛，関節痛，皮疹，眼窩周囲浮腫，結膜炎，漿膜炎などによる炎症性エピソードが繰り返され，重症例ではアミロイドーシスを合併する．小児期に発症することが多いが，成人発症例もみられる．

　当初は北欧の家系からの報告が多かったが，その後はさまざまな人種，民族から報告され，本邦から文献的に報告されている遺伝子異常が確認された症例は9家系18例である．

B　病態生理

　TNFR1は代表的な炎症性サイトカインであるTNFαの2種類ある受容体のうちの1つであり，TNF受容体スーパーファミリー(tumor necrosis factor receptor superfamily：TNFRSF)に属している．TNFRSF分子は細胞外領域にシステインに富んだ領域(cysteine rich domain：CRD)を有することが特徴である．TNFR1の構造は，細胞外領域に4つのCRDを有し，細胞内領域にデス・ドメイン(death domain：DD)を有している(図1a)．1つのCRDには6つのシステイン残基があり，3本のジスルフィド結合を形成している(図1b)．TNFR1はリガンドと

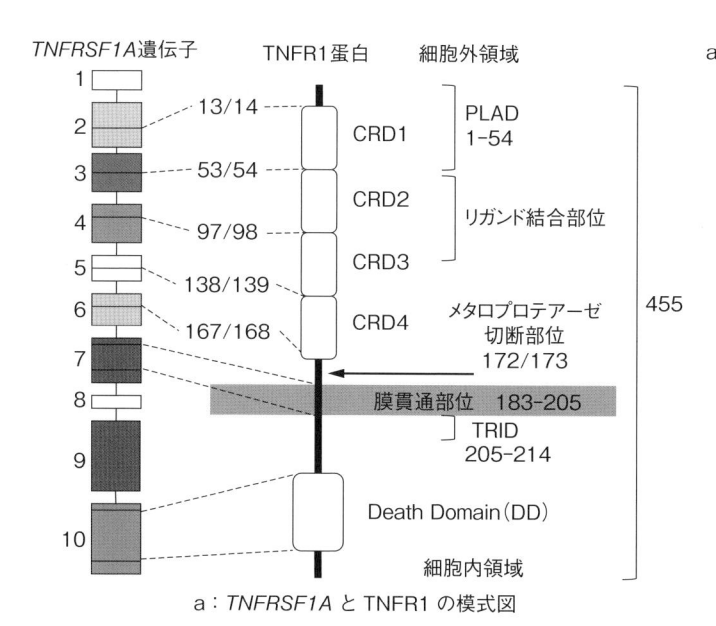

図1 *TNFRSF1A* と TNFR1 の模式図と TRAPS でみられる遺伝子異常

a：*TNFRSF1A* と TNFR1 の模式図

a：*TNFRSF1A* は10個の exon からなる．たとえば，exon 2の後半と exon 3の前半部分が CRD1 をコードしている．TNFR1 は455個のアミノ酸残基からなり，細胞外領域に4つの CRD を有し，細胞内領域に DD を有する．リガンド結合部位は CRD2-3 に存在する．各 CRD の境界，PLAD，メタロプロテアーゼ切断部位，膜貫通部位，TRID の位置のアミノ酸残基の番号を示している．

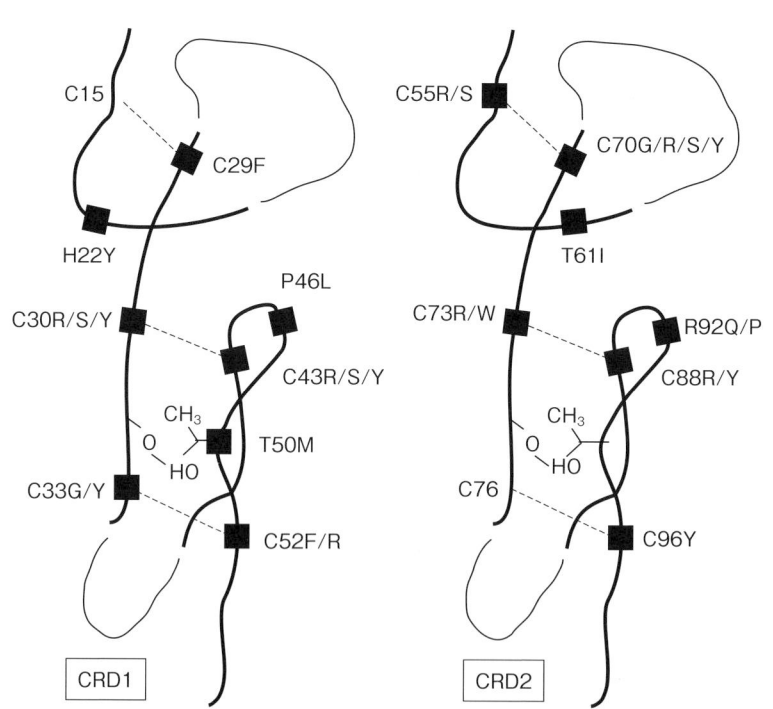

b：TRAPS でみられる遺伝子異常

b：CRD1，CRD2 の3次構造と代表的な変異．ジスルフィド結合を点線で示している．太線部は TNFRSF 分子間でアミノ酸配列が保存されている．アルファベットはアミノ酸の略号（例：C＝システイン），数字はアミノ酸残基の番号．

結合する前，CRD1 に存在する pre-ligand assembly domain（PLAD）を介して2量体など少数の重合体（オリゴマー）を形成している．3量体のリガンドが結合すると，複数のリガンドと受容体による大きな集合体が形成される．リガンドとの結合部位は CRD2，CRD3 に存在する．

TNFR1 は全身の組織に広く発現している．炎症性の刺激が伝わるとゴルジ体に貯蔵されて

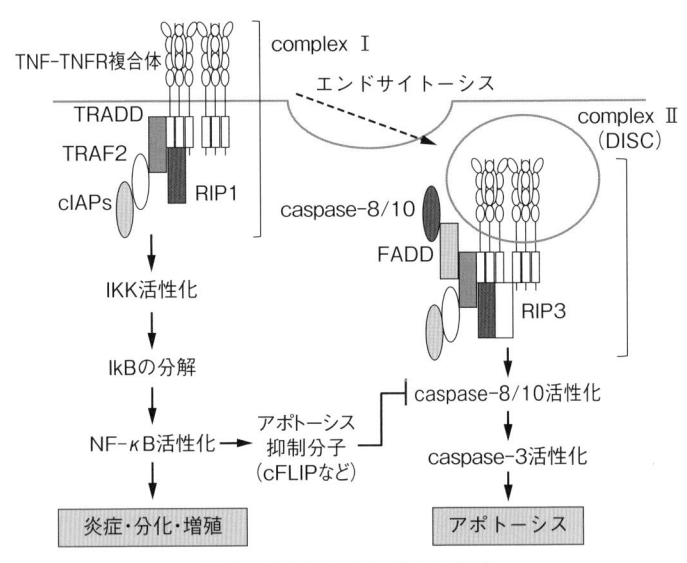

図2 TNFR1のシグナル伝達

TNFR1にTNFαが結合すると，DDを介してTRADD，TRAF2，RIP1，cIAPsとの複合体（complex I）が形成される．IKK活性化，IKKによるIkBの分解を介してNF-κBの活性化が誘導され，炎症・分化・増殖に関する遺伝子発現が誘導される．complex Iの形成に引き続き，受容体は細胞内にエンドサイトーシスで取り込まれ，FADD，RIP3，caspase-8もしくは10が加わった複合体（complex IIもしくはDISC）が形成される．活性化caspase-8もしくは10がcaspase-3を活性化し，アポトーシスが誘導される．アポトーシスはNF-κBによって発現が誘導されるcFLIPなどのアポトーシス抑制分子によって抑制される．このような細胞内シグナルのバランスの結果，細胞はNF-κB活性化による「炎症・分化・増殖」に傾くか，caspase活性化による「アポトーシス」に傾く．

いたTNFR1が細胞表面へ輸送され，さらに発現が増加する．

　TNFR1から伝達されるシグナルは，細胞の状態によって細胞生存と細胞死という正反対の結果を誘導する（**図2**）．TNFαが結合すると，DDを介してTNF receptor-associated death domain（TRADD），receptor-interacting protein 1（RIP1），TNF receptor-associated factor 2（TRAF2），cellular inhibitor of apoptosis proteins（cIAPs）と複合体を形成する（complex I）．complex Iはinhibitor of nuclear factor-κB kinase（IKK）を活性化し，活性化IKKによってリン酸化されたinhibitor of nuclear factor-κB（IκB）がユビキチン-プロテオソーム系で分解されると，nuclear factor-κB（NF-κB）が活性化し，炎症，分化，増殖に関するさまざまな遺伝子発現が誘導される．complex Iの形成に引き続き，受容体は細胞内にエンドサイトーシスで取り込まれ，FAS-associated protein with a death domain（FADD），receptor-interacting protein 3（RIP3），caspase-8もしくは10が加わった複合体（complex II）が形成される．complex IIはdeath-inducing signaling complex（DISC）ともよばれる．complex IIの形成にはエンドサイトーシスされることが必要であり，エンドサイトーシスにはTNFR1の細胞内領域に存在するTNFR1 internalization domain（TRID）が必要である（**図1a**）．complex IIが形成されると，caspase-8もしくは10が活性化してcaspase-3を活性化し，アポトーシスが誘導される．アポトーシスは，NF-κBによって発現が誘導されるcellular FLICE/caspase 8-like inhibitory pro-

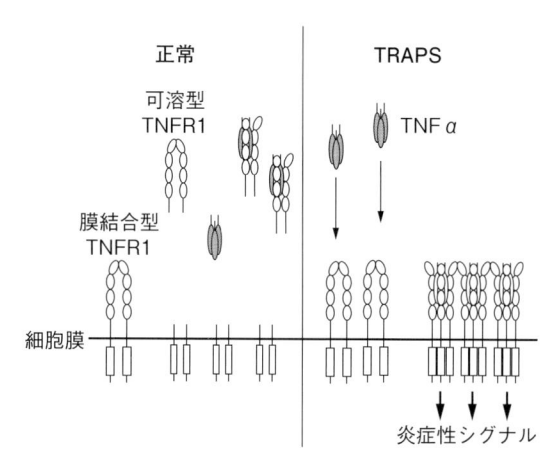

図3 TNFR1の切断異常によるTRAPSの病態仮説

細胞表面のTNFR1がメタロプロテアーゼ依存性に切断され，可溶型TNFR1が生じる．TNFαが結合できる細胞表面のTNFR1が減少すること，可溶型TNFR1がTNFαを中和することから，炎症状態を収束に向かわせる仕組みである．この病態仮説では，遺伝子異常によって切断が起きにくくなり，炎症状態が持続する．

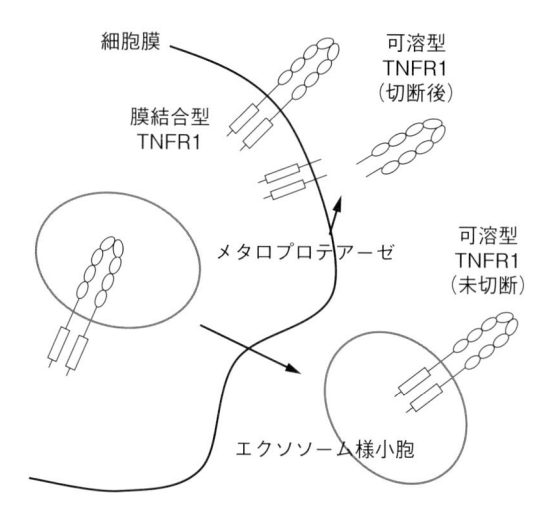

図4 可溶型TNFR1の産生機序

膜結合型TNFR1がメタロプロテアーゼによって切断され，可溶型TNFR1が生じる．切断されていないTNFR1が，エクソソーム様小胞によって分泌されることでも，可溶型TNFR1が生じる．

tein(cFLIP)などのアポトーシス抑制分子によって抑制される．こうした複雑なシグナルの総和としてTNFR1の効果が生じる．

*TNFRSF1A*遺伝子は10個のexonからなり，たとえばexon 2の後半とexon 3の前半部分がCRD1をコードしている(**図1a**)．TRAPSでみられる遺伝子異常はCRD1とCRD2をコードしているexon 2-4に集中している．**図1b**に代表的な遺伝子異常の位置を示している．アミノ酸残基の番号は，翻訳が開始されるメチオニンを1番とするのが一般的であるが，TNFR1ではほとんどの論文でシグナル・シークエンスの後，30番目のロイシンが1番とされており，本章でもそのように番号をつけている．すべての遺伝子異常のリストはINFEVERS websiteで参照できる(http://fmf.igh.cnrs.fr/infevers/)．ジスルフィド結合を形成するシステインの変異や水素結合を形成するスレオニンの変異(T50M)はTNFR1の構造に大きな影響を与えると推測される．これらの変異は典型的TRAPSにみられる．

TRAPSの病態機序として，初期にはTNFR1の切断異常が注目された(**図3**)．細胞表面のTNFR1はメタロプロテアーゼ依存性に切断され，可溶型TNFR1を生じる．TNFαが結合できる細胞表面のTNFR1が減少すること，可溶型TNFR1がTNFαを中和することから，炎症

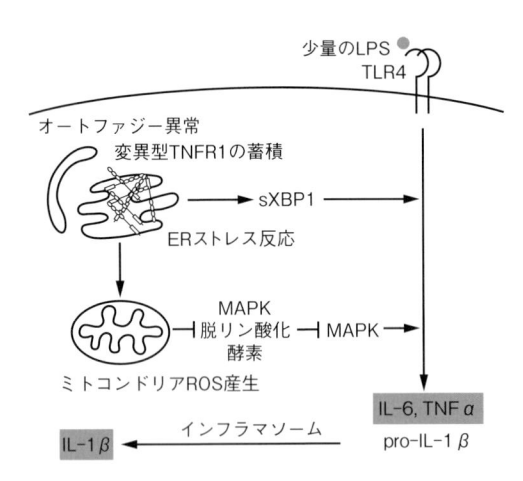

図5 現在考えられているTRAPSの病態
変異型TNFR1は折り畳み構造異常のため小胞体に停滞し、オートファジー異常のため処理されず蓄積する。変異型TNFR1の蓄積は何らかの機序でミトコンドリアROS産生を亢進させ、MAPK脱リン酸化酵素の抑制を介してMAPKを活性化する。ERストレス反応としてsXBP1の発現が増加する。これらの機序によりTRAPSの細胞では、通常では反応が起こらない程度の少量のLPS刺激に対してTNFα、IL-6、IL-1βなどの炎症性サイトカイン産生が誘導される。

状態を収束に向かわせる仕組みである。一部のTRAPS患者由来の細胞でTNFR1の切断が起こりにくく、TRAPS患者の血清可溶型TNFR1濃度が低いという初期の報告から、遺伝子異常によってTNFR1の切断が起こりにくくなり、炎症状態が持続することがTRAPSの原因と考えられた。しかし、可溶型TNFR1はエクソソーム様小胞によって未切断のTNFR1が分泌されることでも生じる（**図4**）。TNFR1の切断異常と血清可溶型TNFR1濃度の低値はすべての患者で認められるわけではなく、細胞の種類など遺伝子異常以外の因子によっても影響される。このため、現在では切断異常でTRAPSの病態のすべてを説明することは難しいと考えられている。これは、可溶型2型TNF受容体とIgG1抗体Fc領域の結合蛋白であるエタネルセプト（エンブレル®）が、必ずしもTRAPSに有効ではないことからも明らかである。

現在想定されているのは、変異型TNFR1の折り畳み構造異常、細胞内輸送障害を中心とした病態機序である（**図5**）。遺伝子異常によって蛋白の折り畳み構造に異常が生じ、変異型TNFR1は蛋白の品質管理機構によってゴルジ体以降の分泌経路へ輸送されず、小胞体（endoplasmic reticulum：ER）内に停滞する[2]。オートファジー異常のため、変異型TNFR1は分解、処理されず、細胞内に蓄積する[3]。変異型TNFR1の蓄積は何らかの機序でミトコンドリアからの活性酸素種（reactive oxygen species：ROS）産生を亢進させ、mitogen-activated protein kinase（MAPK）脱リン酸化酵素の抑制を介してMAPKを活性化する[4]。変異型TNFR1の蓄積はERストレス反応の原因となり、spliced X-box binding protein 1（sXBP1）などのERストレス関連蛋白の発現を増加させ、sXBP1はROS依存性にtoll-like receptor（TLR）刺激による炎症性サイトカイン産生を増強する。これらの機序によって、通常では反応が起こらない程度の少量のlipopolysaccharide（LPS）刺激に対してTNFα、IL-6、IL-1βなどの炎症性サイトカイン産生が誘導される。

システイン変異やT50Mなどの遺伝子異常がTRAPS患者と無症状の患者血縁者以外からは発見されていないのに対して、P46L、R92Qは欧米の健常人で対立遺伝子頻度1％程度に認められる。P46L、R92QによるTRAPSは孤発例が多い。軽症で自然寛解する症例が多く、アミロイドーシスの合併がほとんどみられない。P46L、R92QのTNFR1では細胞内輸送障害など

表1 TRAPS 診断指針

1. 6ヵ月を超えて反復する炎症症状によるエピソードの存在(いくつかは同時にみられることが一般的)
   (1) 発熱
   (2) 腹痛
   (3) 筋痛(移動性)
   (4) 皮疹(筋痛に伴う紅斑)
   (5) 結膜炎・眼窩周囲浮腫
   (6) 胸痛
   (7) 関節痛,あるいは単関節滑膜炎
2. エピソードの持続期間が(エピソードごとにさまざまだが)平均して5日を超える.
3. ステロイドに反応するがコルヒチンには反応しない
4. 家族歴あり(いつも認められるとは限らない)
5. どの人種,民族でも起こりうる

(Hull KM, Drewe E, Aksentijevich I, et al.: The TNF receptor-associated periodic syndrome(TRAPS): emerging concepts of an autoinflammatory disorder, Medicine(Baltimore)81: 349-368, 2002[6])より改変して引用)

の機能異常が認められないことから,システイン変異やT50Mなどを構造的変異,P46LとR92Qを非構造的変異とよぶ.非構造的変異に本当に病的意義があるかどうかについては議論がある.P46Lは西アフリカで対立遺伝子頻度が9.8%であったという報告がある.イタリアからの報告では周期熱を呈する小児においてR92Qの頻度が2.45%であり,健常人での頻度2.25%と差がなかった.R92Qについては,他の遺伝因子,環境因子と合わさってTRAPS様症状の原因となる可能性や,TRAPS以外の疾患の感受性遺伝子である可能性が考えられている.R92Qは,患者と健常人コントロールでの頻度の比較から,多発性硬化症,ベーチェット病,早期関節炎,動脈硬化に関連があるとの報告,関節リウマチ,多発血管炎性肉芽腫症,多発性硬化症,FMFと関連がないとの報告がされている.本邦ではP46L, R92Qは認められない.

T61Iは本邦からのみ報告されている遺伝子異常である.T61Iは周期性発熱患者での報告が散見されている.厚労省TRAPS研究班(平成22〜24年度)では,全国から集めたTRAPS疑い患者167名に遺伝子解析を行い,8名(対立遺伝子頻度2.4%)にT61Iを認めたが,健常人でも363名中7名(対立遺伝子頻度0.96%)に認めた.T61IはTRAPS疑い患者で多い傾向はあるものの有意差は明確ではなかった(p=0.067).T61Iの病的意義は,今後の症例の蓄積,基礎的検討によって明らかになっていくと思われる.

C 臨床所見

1 症状

TRAPSの臨床像は症例によって非常に幅広いが[5],典型的な臨床像はHullらが「TRAPS診断指針」にて示している[6](**表1**).発熱,腹痛,筋痛,皮疹,結膜炎,眼窩周囲浮腫,胸痛,関節痛などによる炎症性エピソードが繰り返される.

遺伝子異常によってTRAPSの浸透度,症状に違いがある.システイン変異,T50Mなどの

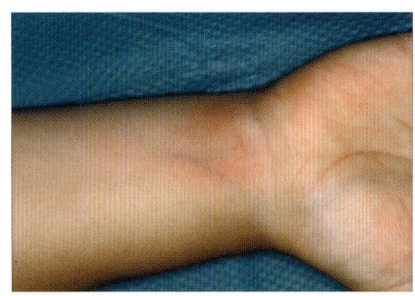

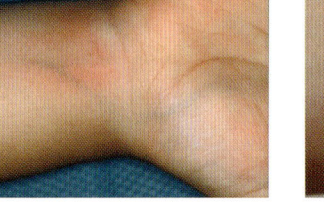

a：前腕の斑状紅斑　　　　　　　　b：前腕の蛇行性紅斑

図6　皮膚症状

［写真提供：産業医科大学小児科　楠原浩一先生］

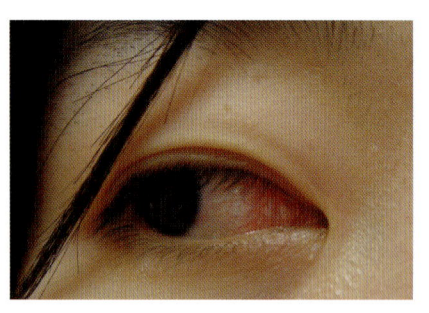

図7　結膜炎

　TRAPSは浸透度が高く，重症でアミロイドーシスの合併率が高い．一方，健常人でも認められるP46L，R92QのTRAPSは浸透度が低く，軽症でアミロイドーシスの合併がほとんどみられない．システイン変異の浸透度は90％以上である．

　発症年齢は生後数ヵ月から60歳以上まで幅があるが，平均発症年齢は10歳以下である．

　炎症性エピソードの持続期間は1～2週間であることが多いが，エピソードごとに異なり，症例によってかなりのバリエーションがある．炎症性エピソードの出現は不規則で，次のエピソードがいつ起こるかを予測できることは少ない．発作間欠期がなく，症状が持続する症例も存在する．ストレス，月経，疲労，感染，運動，ワクチン接種などが発作のきっかけとして認識されることがある．

　発熱は最も多くの症例で認められる症状である．ほとんどの症例で38℃以上の高熱となり，悪寒戦慄を伴うこともある．

　筋痛は局所性に生じ，炎症性エピソードの経過中末梢へ向かって移動し，紅斑を伴う．筋膜炎が原因であり，組織学的には，単球性筋膜炎と，リンパ球性血管炎が報告されている．

　皮膚症状は，特徴的な筋痛部位にみられる紅斑の他に，蕁麻疹や全身性の網状紅斑・蛇行性紅斑が認められる（図6）．成人スティル病のようなケブネル現象はみられない．組織学的には，単球，Tリンパ球主体の炎症細胞浸潤がみられる．小型血管炎，脂肪織炎の報告もある．

　関節痛は一般的な症状であり，単～少関節炎を認めることもある．

　眼症状としては，結膜炎，眼窩周囲浮腫が認められ，片側性のことも両側性のこともある（図7）．

腹痛，胸痛は漿膜炎もしくは腹壁，胸壁の筋の炎症による．腹膜炎，胸膜炎，心外膜炎が認められる．急性腹症として開腹術，虫垂切除術を受ける患者もいる．

AAアミロイドーシスはTRAPSの最も重大な合併症である．急性期反応物質である血清アミロイドA蛋白由来のアミロイドの全身臓器への沈着による．腎障害が多く，ネフローゼや腎不全に至る．肝臓，副腎，甲状腺，皮膚，腸管，胆囊，脾臓，精巣，肺などにも生じる．システイン変異のTRAPSで頻度が高い．本邦では，C30Y症例の遺伝子検査が施行されていない父親が，アミロイドーシスで死亡したことが報告されている．

わが国のTRAPS患者の症状を，欧米のTRAPS患者と比較すると，発熱，皮疹，関節痛などの頻度は差がないが，腹痛は本邦では明らかに少ない．

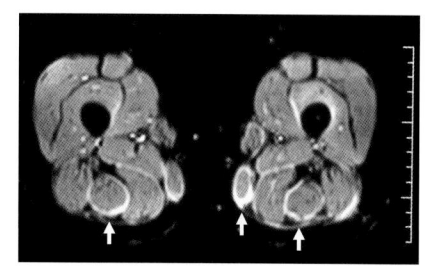

図8 筋膜炎のMRI画像（大腿部STIR横断像）
筋膜に一致して高信号を認める．
［写真提供：井田弘明先生（久留米大学医学部）］

2 検査所見

炎症性エピソード中には，血沈，CRP，フィブリノゲン，フェリチン，血清アミロイドA蛋白などの急性期反応物質の増加が認められる．好中球の増加，慢性炎症に伴う小球性低色素性貧血，血小板の増加なども認められる．これらの検査値異常は発作間欠期にも正常化に至らないことがある．

筋症状があっても，CK，アルドラーゼの上昇は認められない．

最も重篤な合併症であるアミロイドーシスでは腎病変の頻度が高く，蛋白尿が認められるため，早期発見のために定期的な尿検査が推奨される．

サイトカイン・プロファイルについては，関節リウマチ患者と比較した報告があり，TNFαよりむしろIL-6が上昇していることが報告されている．

血清中の可溶型1型TNF受容体濃度の低値が特徴的とされているが，TRAPSに特異的な所見とはいえず，診断的意義は乏しいと考えられる．

3 画像

MRIで筋膜炎を認めることは特徴的である（図8）．

D 診断

TRAPSの診断は遺伝子検査による．Hullらは症状，家族歴などから構成される「TRAPS診断指針」を発表しているが，これは診断基準ではなく，遺伝子検査の適応を判断するための指

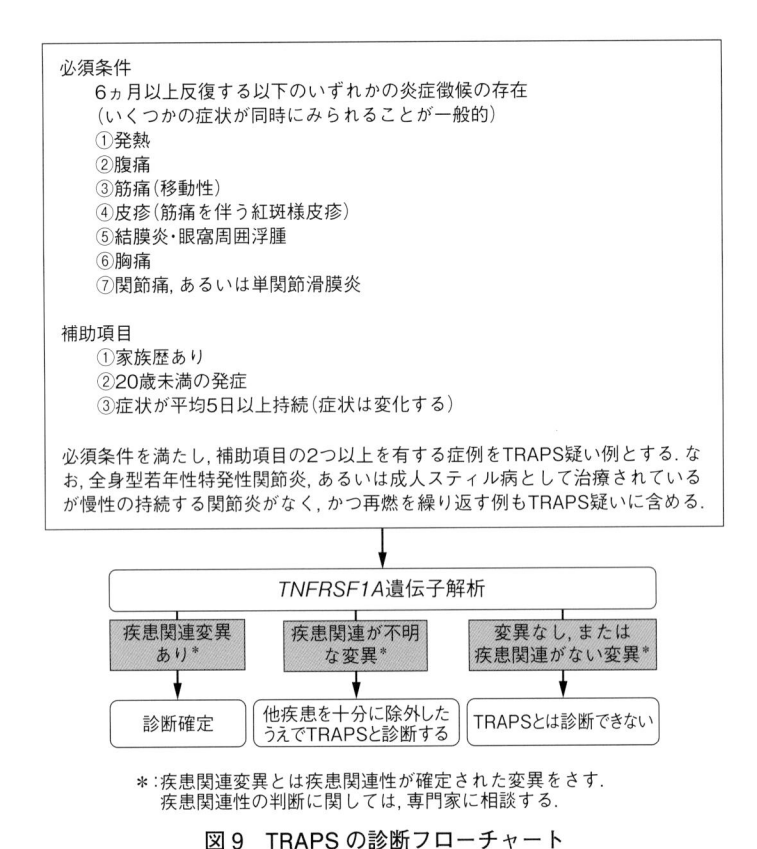

```
必須条件
    6ヵ月以上反復する以下のいずれかの炎症徴候の存在
    (いくつかの症状が同時にみられることが一般的)
    ①発熱
    ②腹痛
    ③筋痛(移動性)
    ④皮疹(筋痛を伴う紅斑様皮疹)
    ⑤結膜炎・眼窩周囲浮腫
    ⑥胸痛
    ⑦関節痛,あるいは単関節滑膜炎

補助項目
    ①家族歴あり
    ②20歳未満の発症
    ③症状が平均5日以上持続(症状は変化する)

必須条件を満たし,補助項目の2つ以上を有する症例をTRAPS疑い例とする.なお,全身型若年性特発性関節炎,あるいは成人スティル病として治療されているが慢性の持続する関節炎がなく,かつ再燃を繰り返す例もTRAPS疑いに含める.
```

```
                TNFRSF1A遺伝子解析
    ┌───────────┬───────────┬───────────┐
  疾患関連変異    疾患関連が不明    変異なし,または
    あり*         な変異*        疾患関連がない変異*
    ↓              ↓              ↓
  診断確定    他疾患を十分に除外した    TRAPSとは診断できない
              うえでTRAPSと診断する
```

＊:疾患関連変異とは疾患関連性が確定された変異をさす.
　 疾患関連性の判断に関しては,専門家に相談する.

図9 TRAPSの診断フローチャート
(厚生労働省TNF受容体関連周期性症候群(TRAPS)の病態の解明と診断基準作成に関する研究班作成)

針である.いくつかの理由から,臨床的な項目からなる診断基準の作成はきわめて難しいと考えられている.第1に,TRAPSは臨床像に非常に幅のある疾患であることがわかってきており,発症年齢,発作の頻度・持続期間,症状,重症度,治療反応性,予後などは患者によってさまざまである.非典型例として,筋痛,皮疹,胸痛などのエピソードを反復したが発熱が認められなかった症例や,アミロイドーシスの発症までまったく無症状であった症例なども報告されている.第2に,臨床的にはTRAPSとして矛盾しない患者で,遺伝子異常が同定されないことがしばしば経験される.TRAPS様の症状を呈する患者で遺伝子検査を行った報告の1つでは,異常が同定されたのは家族歴がある場合で18家系中10家系,孤発例で176名中4名のみであった.TNFRSF1A遺伝子異常以外にもTRAPS様の症状を起こす原因が存在することが示唆される.

　原因不明の炎症性エピソードが繰り返される患者で,感染症,悪性腫瘍,膠原病などが除外された場合,遺伝子検査が適応となると思われる.筋痛や腹痛が前景に立ち,高熱が認められない症例や,炎症性エピソードが周期的(反復性)ではなく慢性的に持続する患者でも,TRAPSの可能性はある.小児では全身型若年性特発性関節炎と誤診されやすいが,症状から鑑別することは困難であるため,家族歴などを参考に遺伝子検査を検討する.TRAPS様症状の家族歴

は，遺伝子異常の存在を予測する最も重要な因子である．遺伝子検査は高価であり，施行可能な施設も限られていることから，適応が拡がり過ぎることには問題があるが，TRAPSの幅広い臨床像や，見逃しがアミロイドーシスなどの重大な合併症につながる可能性を考慮すると，検査前確率が低くなることは許容せざるを得ないかもしれない．厚生労働省TNF受容体関連周期性症候群（TRAPS）の病態の解明と診断基準作成に関する研究班（平成22～24年度）では，遺伝子診断を行うためのスコアを作成した．周期性発熱の患者で，次の3つの項目のうち2つ以上があるときにTRAPSの遺伝子異常が存在する可能性が高い（①同様の症状の家族歴があること，②発症が20歳未満，③炎症症状が5日以上続く．図9）．

E 治療

発作が軽症で頻度も年1, 2回などと少ない場合は，NSAIDsによる症状緩和のみでも対応可能である．

コルヒチンや，メトトレキサート，シクロスポリンなどの免疫抑制剤は無効とされている．

最も一般的な治療薬は副腎皮質ステロイドである．高用量で発作を寛解させた後，すみやかに減量，中止するのが理想的な使用方法であるが，必要量が経過中に増加していくことや，激しい発作が頻発するために減量，中止が困難なことがある．Hullらは経口プレドニゾン1 mg/kg/日で開始し，7～10日で減量する方法を提案しているが，症例によってはもっと少ない投与量でも十分に効果的である．高用量・長期間のステロイド投与を必要とする症例では，骨粗鬆症などのステロイド合併症が大きな問題であり，生物学的製剤の使用を検討すべきである．

本邦からエタネルセプトの著効例が報告されており，ステロイド依存状態であったC70S変異例で発作頻度が1/10となり，ステロイド離脱可能となった．しかし欧米からの報告では，部分的な改善にとどまり，2次無効や重度の注射部位反応をきたす症例が多い．

エタネルセプトと同じTNF阻害薬であるにもかかわらず，インフリキシマブ（レミケード®）では投与後にTRAPSが急性増悪したという報告が複数なされている．受容体製剤とモノクローナル抗体製剤という構造の違いに原因があるのかもしれない．アダリムマブ（ヒュミラ®）が使用された報告はないが，インフリキシマブと同じモノクローナル抗体製剤であるため，注意が必要である．

IL-1受容体アンタゴニストのanakinra（日本未承認）はエタネルセプトと並んで使用報告が多い．すみやかに症状を完全寛解させ，2次無効もみられないと報告されており，施設によっては第1選択の生物学的製剤とされている．しかし，重度の注射部位反応と発作の誘発がみられたとの報告もある．カナキヌマブ（イラリス®），rilonacept（日本未承認）では，anakinraの連日投与が必要という問題が解決される．

TRAPS患者ではIL-6が高値であることが報告されているため，抗IL-6受容体モノクローナル抗体，トシリズマブ（アクテムラ®）も期待されている治療薬である．エタネルセプト，anakinra抵抗性の患者に効果的であったとの報告が1例なされている．

F　臨床経過・予後

　TRAPSの長期予後については不明な点が多いが，時間経過とともに，症状が増悪していく症例も，軽症化していく症例もみられる．

　長期的な経過では，ステロイド治療の副作用や，アミロイドーシスの合併が問題となる．

　イタリアから小児患者の平均7年間の長期経過が報告されている[7]．システイン変異とT50Mからなる11名では，無治療で発作頻度が減少した症例は1例もなく，全例でステロイドの長期投与や生物学的製剤が必要となった．一方，R92Qの16例では，無治療で4名が寛解状態となり，9名で発作頻度が減少した．

謝辞：本章を執筆するにあたり，産業医科大学小児科　楠原浩一教授，久留米大学医学部　膠原病内科　井田弘明教授に貴重な資料を提供して頂きました．心より感謝致します．

文　献

1) McDermott MF, Aksentijevich I, Galon J, et al.：Germline mutations in the extracellular domains of the 55 kDa TNF receptor, TNFR1, define a family of dominantly inherited autoinflammatory syndromes. *Cell* **97**：133-144, 1999.
2) Lobito AA, Kimberley FC, Muppidi JR, et al.：Abnormal disulfide-linked oligomerization results in ER retention and altered signaling by TNFR1 mutants in TNFR1-associated periodic fever syndrome(TRAPS). *Blood* **108**：1320-1327, 2006.
3) Bachetti T, Chiesa S, Castagnola P, et al.：Autophagy contributes to inflammation in patients with TNFR-associated periodic syndrome(TRAPS). *Ann Rheum Dis* **72**：1044-1052, 2013.
4) Bulua AC, Simon A, Maddipati R, et al.：Mitochondrial reactive oxygen species promote production of proinflammatory cytokines and are elevated in TNFR1-associated periodic syndrome(TRAPS). *J Exp Med* **208**：519-533, 2011.
5) Lachmann HJ, Papa R, Gerhold K, et al.：The phenotype of TNF receptor-associated autoinflammatory syndrome(TRAPS) at presentation：a series of 158 cases from the Eurofever/EUROTRAPS international registry. *Ann Rheum Dis*, 2013 [Epub ahead of print].
6) Hull KM, Drewe E, Aksentijevich I, et al.：The TNF receptor-associated periodic syndrome(TRAPS)：emerging concepts of an autoinflammatory disorder. *Medicine(Baltimore)* **81**：349-368, 2002.
7) Pelagatti MA1, Meini A, Caorsi R, et al.：Long-term clinical profile of children with the low-penetrance R92Q mutation of the TNFRSF1A gene. *Arthritis Rheum* **63**：1141-1150, 2011.

〈上田　尚靖，堀内　孝彦〉

3 高IgD症候群（HIDS）

A 疾患概念

　高IgD症候群（hyperimmunoglobulinemia D and periodic fever syndrome：HIDS）は、乳児期早期に発症し、繰り返す発熱と皮疹・腹部症状・関節症状などを特徴とする自己炎症症候群である。オランダを中心にヨーロッパ圏からの報告が多いが、わが国においても計4家系6症例が確定診断されている。1999年、本疾患の原因がコレステロール生合成にかかわるメバロン酸キナーゼ（mevalonate kinase：MK）の欠損であることが報告され、それまでまったく異なる疾患と考えられていたメバロン酸尿症と同一の原因による連続した病態であることが明らかとなった。現在では、両疾患を包括してメバロン酸キナーゼ欠損症（mevalonate kinase deficiency：MKD）としてとらえるのが主流である。多くの症例で血清IgDの上昇を認めることが疾患名の由来であるが、実際には血清IgD値の診断的価値は高くない。疾患名が血清IgD値を必要以上に重要視する原因ともなっているため、MKDの他にMAPS（mevalonate kinase-associated periodic fever syndrome）という病名も提唱されている。免疫応答に直接関与しない代謝経路の異常により周期性の炎症が引き起こされる興味深い疾患であるが、最近では動脈硬化や糖尿病などの病態における炎症の関与が指摘されており、本疾患の病態解明は代謝異常と自己炎症反応を結びつける新たな診療の展開をもたらす可能性を秘めている。

B 病態生理

　本症候群の原因は、メバロン酸経路における重要な酵素であるMKの欠損である。責任遺伝子は、12番染色体長腕（12q24）に位置する*MVK*であり、常染色体劣性遺伝形式をとる。残存MK活性と疾患の重症度に相関が認められ、先天奇形や精神発達遅滞などの神経学的症状を伴う重症型のメバロン酸尿症（概ね酵素活性1%未満）と、軽症型であるHIDS（同1～10%程度）に大別されるが、基本的には同一疾患の連続した病態である。

　メバロン酸経路は、非ステロイルイソプレノイドとよばれる分岐鎖不飽和脂肪酸とコレステロールを生合成する経路であり（図1）、MKはこの経路においてメバロン酸をリン酸化する酵素である。MKが欠乏するとメバロン酸が蓄積することとなり、従来このメバロン酸の増加がHIDSの病態の主因であると考えられていた。実際、HIDS患者にHMG-CoA還元酵素阻害薬であるスタチンを投与すると有熱期間の短縮が認められたとする報告があるが、HIDS 103症例のレビューにおけるスタチンの有効率は3割にとどまっており、その効果は限定的である。

図1 メバロン酸経路

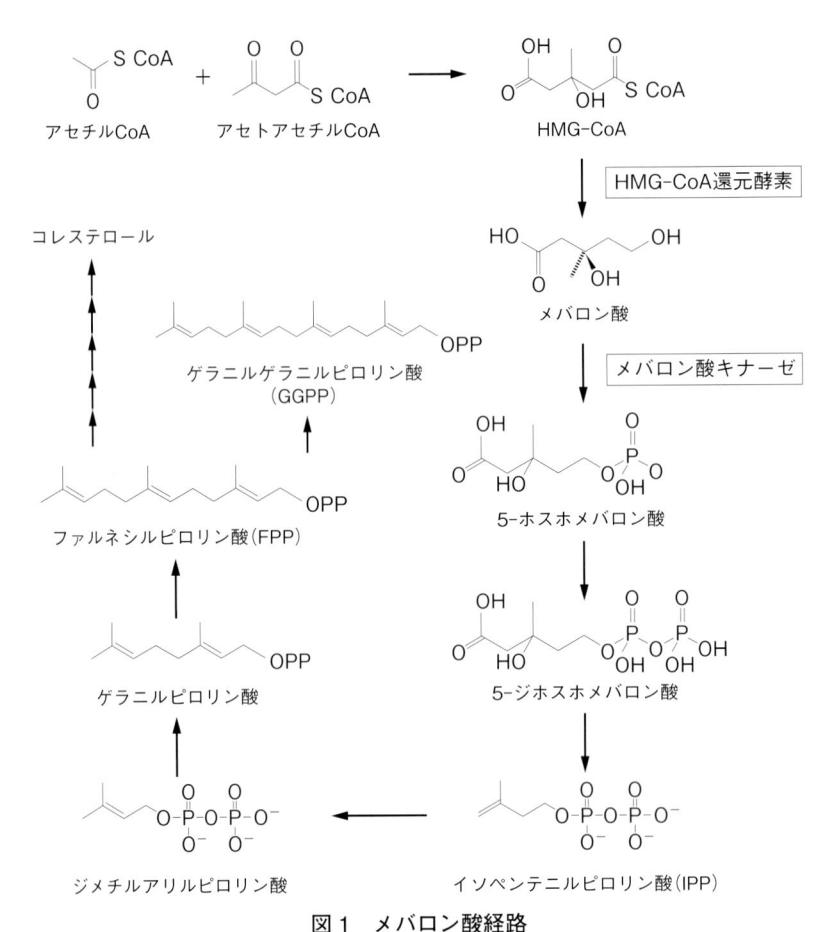

(酒井秀政,平家俊男:日本における高IgD症候群の診断と展望.日臨免会誌 **34**:382-387,2011[1])

　さらに,メバロン酸尿症において,スタチン使用後に重度の発作が誘発されたため投与中止となった2症例の報告がある.

　メバロン酸の蓄積とは逆に,MKの欠損により下流代謝産物が不足することとなる.メバロン酸は,MKの作用後さらに2段階の修飾を経てイソペンテニルピロリン酸(isopentenyl pyrophosphate:IPP)となるが,IPPはすべての非ステロールイソプレノイドの基となり,ファルネシルピロリン酸(farnesyl pyrophosphate:FPP)やゲラニルゲラニルピロリン酸(geranylgeranyl pyrophosphate:GGPP)が合成される.これらイソプレノイドは細胞においていくつかの重要な役割を果たすが,特に蛋白にイソプレノイド鎖を付加するプレニル化を介して,その活性化や局在を制御している.近年,これらイソプレノイドの不足がMKDにおける炎症病態の原因ではないかと考えられている(**図2**).

　HIDS患者の末梢血単核球からは無刺激でもIL-1βの放出が認められ,LPSで刺激するとIL-1β・IL-6・IL-18・TNFαなどの過剰産生が認められる.また,非ステロールイソプレノイド(特にGGPP)の不足がcaspase-1依存性にIL-1β産生を誘導することが示されており,cas-

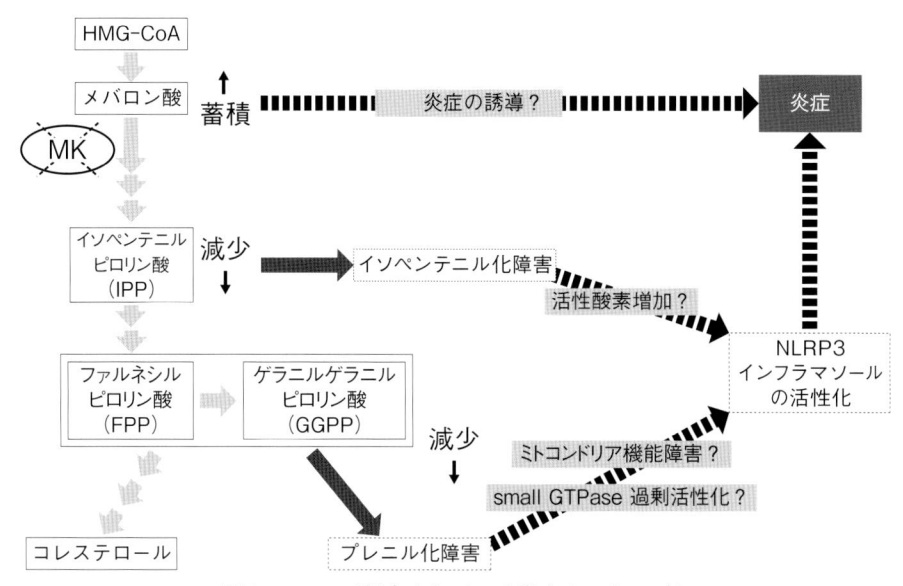

図2 MKDで想定されている炎症のメカニズム
(van der Burgh R, Ter Haar NM, Boes ML, et al.: Mevalonate kinase deficiency, a metabolic autoinflammatory disease. *Clin Immunol* **143**: 197-206, 2013[2]）より改変して引用）

pase-1 は NLRP3 インフラマソームを介して活性化されると考えられている．イソプレノイドの不足が NLRP3 インフラマソームを活性化する機構は明らかにされていないが，現在有力視されているのは small GTPase の活性化亢進である．プレニル化は，small GTPase が正常の細胞内局在を保ち，RhoGDIs（Rho guanine nucleotide dissociation inhibitors）と効果的に会合するために重要な役割を果たすが，GGPP の不足によるプレニル化障害により GDI との結合が阻害されると，small GTPase の活性が亢進することとなる．実際，MKD 患者由来細胞では Rac1 と RhoA のプレニル化が阻害され，過剰活性化が引き起こされやすいことが示されている．加えて，スタチンによる HMG-CoA 還元酵素の阻害が Rac1 を活性化し，最終的に caspase-1 が活性化されて IL-1β の過剰産生につながることも報告されている．しかしながら，前述した通り臨床的にスタチン投与が有効である患者も一定の割合で存在しており，HIDS の病態の複雑さがうかがえる．なお，small GTPase の機能異常が NLRP3 インフラマソームの活性化につながる機構としては autophagy の異常が示唆されている．

　非ステロールイソプレノイドの不足が small GTPase 以外の分子に与える影響としては，IPP の不足によるイソペンテニル化の障害があげられる．近年，インフラマソーム活性化における活性酸素の関与が示唆されているが，抗酸化にかかわる多くの酵素には特殊なアミノ酸である selenocysteine が必須であり，このアミノ酸の導入に関与する tRNA にはイソペンテニル化による修飾が必要であるため，IPP の不足は，抗酸化酵素の機能障害による活性酸素の増加につながる可能性がある．さらに，ミトコンドリア呼吸鎖には heme A や ubiquinone といったプレニル化分子が含まれており，プレニル化の不足がミトコンドリアの機能に影響を与える可能性も示唆されている．ミトコンドリアの機能不全は，活性酸素やミトコンドリア DNA の放出を

介してインフラマソームの活性化につながる可能性があり，非常に興味深い．

この他，MKの欠損がT細胞の分化に影響するという報告や，リンパ球の共刺激分子の発現や増殖反応に影響を与えるとの報告，アポトーシスの誘導に影響を与えるなどの報告があるものの，その意義は不確定である．

C 臨床所見

MKDの臨床像は基本的に残存MK活性と相関しており，ほぼ完全に活性を欠損している重症のメバロン酸尿症から，MK活性が比較的残存し間欠的な発熱発作のみを認める軽症例（いわゆるHIDS）まで幅広い病態を呈する疾患である．

1 症状

①周期性発熱

多くは乳児期早期に炎症反応を伴う周期性発熱という形で発症し，2～8週間隔で不規則に繰り返す場合が多い．発作は特に誘引なく起こることが多いが，ストレスやワクチン接種，外傷などが発作の誘因となる場合がある．わが国では，発症早期には発熱を認めず白血球数やCRP値の上昇のみを示した症例が存在しており，発作間欠期でも炎症反応が陰性化しない症例も多い．

②皮疹

ほとんどの症例で発熱に伴い皮疹を生じ，斑点様丘疹や紅斑が主体であるが，膨疹や紫斑を伴うこともあり，組織検査では非特異的な血管炎が認められる．わが国で確認されたすべての症例で，経過中何らかの皮疹が確認されている．ただし，発熱発作のたびに必ず皮疹が出現するわけではなく，初発時の紫斑以外に皮膚症状を認めない症例も存在している．

③腹部症状

8割以上の患者が発熱発作時に腹痛を訴える．しばしば激烈であり，試験開腹に至る例や腹壁癒着を残す例もある．わが国の症例では，腹痛や嘔吐の訴えはあるものの，ヨーロッパで報告されている急性腹症を思わせる症状を伴う症例は少ない．

④関節症状

7割以上の患者で，膝関節や足関節などの大関節を中心とした関節痛や関節炎を起こす．他の関節炎を伴う疾患と異なり，関節破壊を伴うことはまれとされているが，関節拘縮の報告もある．わが国の症例では，歩行不能となるほどの関節破壊を伴う症例が6例中2例（同一の*MVK*変異をもつが別家系）認められており，若年性特発性関節炎（juvenile idiopathic arthritis：JIA）との鑑別も重要であると思われる．

⑤その他

ほとんどの症例で有痛性のリンパ節腫脹を伴い，半数程度の症例で口腔内アフタが認められるため，特に軽症例ではPFAPA（periodic fever, aphthous stomatitis, pharyngitis and adenitis)症候群との鑑別が問題となる．ときに肝脾腫を伴うことがあり，出生時より肝機能異常を伴った国内症例が報告されている．また，血球貪食症候群(マクロファージ活性化症候群)の合併例も報告されているため，発作時に血小板の低下や好中球の相対的低値を認める場合には注意が必要である．

重症型のメバロン酸尿症では，白内障や四肢短縮，小頭症，大泉門開大，耳介変形などの先天奇形に加え，小脳萎縮による進行性失調や発達遅延などの中枢神経症状を認める．

2　血液検査所見

発作時には，白血球，CRP，血清アミロイドAの上昇や赤沈亢進など，一般的な炎症反応を認め，発熱間欠期でもこれらが陰性化しない場合も多い．疾患名の示す通りIgDが上昇している症例が多いとされるが，血清IgD値は年齢とともに上昇してくるため，特に3歳未満の症例では正常値を示すことが多く，初期診断における有用性は乏しい．初期の血清IgD値が正常で診断確定後に徐々に上昇してくる症例がある半面，血清IgD値が著明高値ながら本疾患が否定される症例も数多く存在し，臨床症状から本疾患を疑われた症例の検討から，血清IgD上昇の有無は最終診断にほとんど意味がないとする報告もある．結局，一般検査の結果からHIDSを積極的に疑うことはできず，診断の確定には後述する特殊検査が必須となる．

3　画像検査所見

特異的な画像検査所見はないが，腹膜炎により腸閉塞をきたせばイレウスによる腸管拡張像やニボーを認め，関節炎が重症であれば関節破壊や拘縮像を認める場合がある．重症型のメバロン酸尿症では小脳の萎縮を認める場合がある．

D　診断

本疾患はきわめてまれな疾患であるため，まずは急性感染症や川崎病など他疾患の除外が重要である．急性期を過ぎても炎症反応が陰性化しない場合や，何度か発作を繰り返す場合に本疾患の可能性が考慮される．前述した通り，わが国の症例では炎症マーカーの上昇以外に特徴的とされる随伴症状を伴わないことも多く，本疾患を疑ってみることが診断につながると思われる．現時点での本疾患の診断フローチャートを図3に示す．本疾患と診断された症例の中には，JIAやベーチェット病として管理されていた症例が存在する．さらに，腹部症状の存在より家族性地中海熱(familial Mediterranean fever：FMF)，口腔内アフタやリンパ節腫脹などよりPFAPA症候群も鑑別としてあげられ，特に乳児期発症のPFAPA症候群症例では本疾患の可能性に留意する必要がある．以下に，診断に直結する特殊検査について解説する．

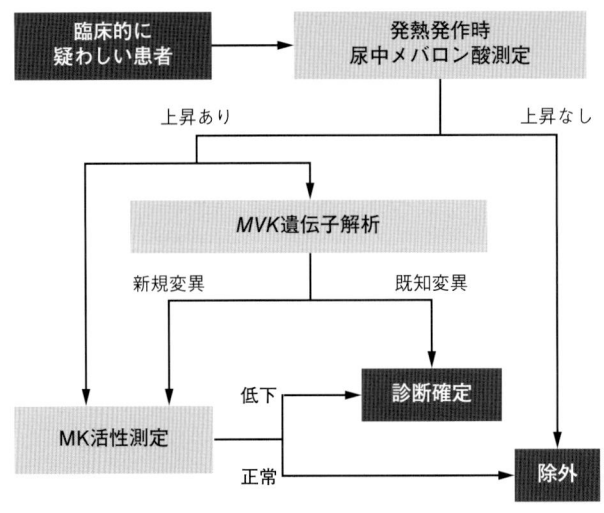

図3 HIDS(MKD)診断の流れ

1　発熱発作時尿中メバロン酸測定

　発作時には尿中メバロン酸が高値となるが，発作間欠期には正常範囲からやや高めの範囲にとどまる．発熱時の尿中メバロン酸が感度未満であれば基本的に本疾患は否定されるが，尿中メバロン酸は非常に不安定であり，特殊な方法での測定が必要であるため，複数回の発作時尿検体の凍結保存が重要である．一般的な尿中有機酸分析ではメバロン酸は測定できないため，特定施設への依頼が必要である．

2　*MVK* 遺伝子解析

　MVK 遺伝子の変異にはホットスポットが存在しないため，詳細な解析が必要である．ヨーロッパの症例ではV377Iの変異が半数を占め，I268T・H20P/N・P167Lと合わせて7割の変異アリルを占めているが，本邦の症例にこれらの変異は認められておらず，新規変異を伴う複合ヘテロ接合体のケースが多い．このため，変異が認められても即座に診断確定に結びつかない場合が多い．

3　MK 酵素活性

　MK酵素活性測定は診断を確定させる検査である．当科では2009年より薄層クロマトグラフィーを用いた方法でMK酵素活性を測定しているが，末梢血単核球をいったんPHA刺激により芽球化してから測定を行うことで，少ない検体量での測定が可能となった．また，芽球化させた細胞を用いたほうがMK活性値は高くなるため，活性値の低い患者細胞を測定する際により敏感な測定が可能である．患者ではMK活性が著明に低下しており，保因者は健常人の3割程度の活性を示す場合が多い．

E　治療

　本疾患の具体的治療指針は定まっていないが，基本治療はNSAIDsとステロイドの併用である．NSAIDsは発作予防や病態の改善にはつながらないものの，発熱や疼痛など苦痛の緩和に有効である．発作初期のステロイドホルモン短期的全身投与が多くの症例で有効であり，症例の約3割はNSAIDsとステロイドのみでコントロールされていると報告されている．軽症例では発作時のみの投薬にてコントロールが可能であるが，重症な症例ほど持続投与が必要となり，特にステロイドホルモンの長期投与による副作用が問題となる．

　前述のスタチンも一部の症例に対して有効性が報告されているが，メバロン酸尿症では重度の発作を誘発したとの報告があり，その使用には注意が必要である．コルヒチンは基本的に無効である．

　近年，生物学的製剤の使用報告が増えており，抗IL-1β製剤であるanakinra（日本未承認）やカナキヌマブ（イラリス®）が多くの症例で有効であることが示されている．抗TNFα製剤であるエタネルセプト（エンブレル®）やインフリキシマブ（レミケード®）の使用も報告されているが，その評価は定まっておらず，抗IL-1β製剤が無効である症例に対して使用が考慮される．国内において執筆時にMKDに適応のある生物学的製剤は存在せず，今後の適応拡大が期待される．

　重症のメバロン酸尿症患者は上述のいずれの治療にも反応しない場合があり，海外からは根治療法としての造血幹細胞移植も報告されている．移植成功例においては炎症の鎮静化に留まらず，神経症状の回復も報告されているが，その施行に際しては慎重に適応を判断すべきである．

F　臨床経過・予後

　MKD患者の予後は，基本的にMK活性欠損の程度に依存する．発熱発作の頻度は一般的に加齢とともに減少し，軽症患者の一部は完全な寛解に至る場合もあるものの，メバロン酸尿症患者では進行性の小脳失調や発達遅延が認められ，乳児期に死亡する場合も多い．全身性アミロイドーシスの合併頻度はおよそ3％とされている．抗サイトカイン療法や造血幹細胞移植など新しい治療法の登場により，予後の改善が見込まれるところである．

文　　献　（＊は参考文献）

1) 酒井秀政, 平家俊男：日本における高 IgD 症候群の診断と展望. 日本臨床免疫学会会誌 **34**：382-387, 2011.
2) van der Burgh R, Ter Haar NM, Boes ML, *et al.*：Mevalonate kinase deficiency, a metabolic auto-inflammatory disease. *Clin Immunol* **143**：197-206, 2013.
＊ van der Hilst JC, Bodar EJ, Barron KS, *et al.*：Long-term follow-up, clinical features, and quality of life in a series of 103 patients with hyperimmunoglobulinemia D syndrome. *Medicine (Baltimore)* **87**：301-310, 2008.
＊ Galeotti C, Meinzer U, Quartier P, *et al.*：Efficacy of interleukin-1-targeting drugs in mevalonate kinase deficiency. *Rheumatology (Oxford)* **51**：1855-1859, 2012.
＊ Stoffels M, Simon A：Hyper-IgD syndrome or mevalonate kinase deficiency. *Curr Opin Rheumatol* **23**：419-423, 2011.

〈八角　高裕〉

4 クリオピリン関連周期熱症候群(CAPS)

A 疾患概念

クリオピリン関連周期熱症候群(cryopyrin-associated periodic syndrome：CAPS)は *NLRP3* 遺伝子(蛋白 cryopyrin)の機能獲得型変異で発症する疾患群であり，3つの連続性のある疾患で，軽症型より重症型の順に，①家族性寒冷蕁麻疹(familial cold-induced autoinflammatory syndrome：FCAS)，②Muckle-Wells 症候群(MWS)，③CINCA 症候群/NOMID(chronic inflammatory neurological cutaneous articular syndrome/neonatal onset multisystem inflammatory disease)からなる[1,2]．常染色体優性遺伝形式で遺伝する遺伝性疾患である．

B 病態生理

NLRP3 遺伝子は染色体 1q44 に存在し，1034 アミノ酸からなる細胞質局在の蛋白質である．骨髄球系細胞，特に単球／マクロファージ系の細胞，軟骨に発現することが知られている．近年，NLRP3 の自然免疫系における炎症において重要な働きをしていることが報告され，特に細菌由来物質(pathogen-associated molecular patterns：PAMPs)による刺激だけでなく，内在性炎症惹起物質(damage-associated molecular patterns：DAMPs)に対しても反応することが明らかになってきている．すなわち細菌感染症，ウイルス感染症だけでなく，痛風，偽痛風，アスベストーシス，シリコーシス，コレステロール結晶による動脈硬化病変，アルツハイマー病，アルムなどのワクチンアジュバンドによる炎症に関係することが報告されている[3]．その炎症惹起機序として，*NLRP3* 遺伝子は ASC，pro-caspase-1 とともに NLRP3 インフラマソームという蛋白複合体を形成する(図1)．いったん活性化された NLRP3 インフラマソームは，caspase-1 の活性化をきたし，続いて pro-IL-1β を IL-1β に変換することにより，炎症性サイトカインである IL-1β の産生をきたす．CAPS においては，*NLRP3* 遺伝子自体に変異(特に NOD 領域)を有するため，生理的な状態と異なり，リガンド刺激がないもしくは弱い状態でも NLRP3 インフラマソームが活性化し，IL-1β が無秩序に産生されることが病因の本態と考えられている[4]．この仮説は，実際 CAPS 患者を抗 IL-1 製剤である anakinra(日本未承認)を用いて治療した際に，著効したことからも支持されている[5]．またカナキヌマブ(イラリス®)という抗 IL-1β 抗体を用いた治療を行った際，CAPS 患者における IL-1β の1日産生量を CAPS 患者で測定したところ，健常人に比べ増加していることも，この仮説を支持している[6]．

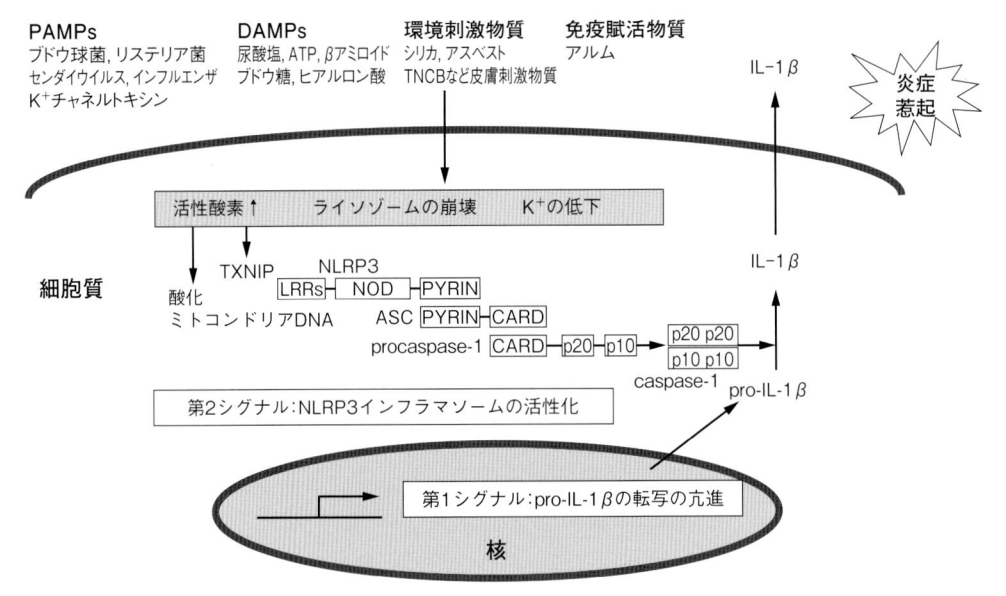

図1 NLRP3 インフラマソーム

PAMPs などの刺激をうけた単球・マクロファージ系細胞は pro-IL-1β の転写，翻訳が亢進する（第1シグナル）．

続いて PAMPs, DAMPs, 環境刺激物質，アルムなどで NLRP3 インフラマソームが活性化され（第2シグナル），caspase-1 の活性化が起こり，IL-1β の産生，細胞外放出が起こる．

活性酸素に関係する NLRP3 リガンドとして TXNIP, 酸化ミトコンドリア DNA が報告されている．

C 臨床所見

1 症状

軽症型の FCAS は，寒冷刺激により蕁麻疹様の発疹，発熱，関節痛などの症状が現れる．間欠期には症状を認めないことも多い．一方，重症型の CINCA 症候群/NOMID では，新生児，乳児期早期から蕁麻疹様の発疹（図2）があり，関節炎，関節症，特に特徴的な長管骨骨幹端過形成（図3）がみられ，慢性無菌性髄膜炎，それに伴うと考えられる頭痛，うっ血乳頭，精神発達遅滞，てんかんを認める．その他の症状としては，全身倦怠感，感音性難聴，眼所見としてぶどう膜炎，強膜炎，結膜炎があげられる．また患者では姉妹兄弟のように顔が似ていることが知られており，鞍鼻・前頭部突出を認める．ばち指，足底の深いしわも比較的特徴的な所見とされる．MWS は，両者の中間に位置するが，蕁麻疹様の発疹，関節炎，感音性難聴を合併し，25％の患者において AA アミロイドーシスによる腎不全となることが知られている．以上のまとめを表1に示すが，これらの3疾患の区別は必ずしも容易ではなく，それぞれの移行型が存在し，一種のスペクトラム異常症であることが知られている．

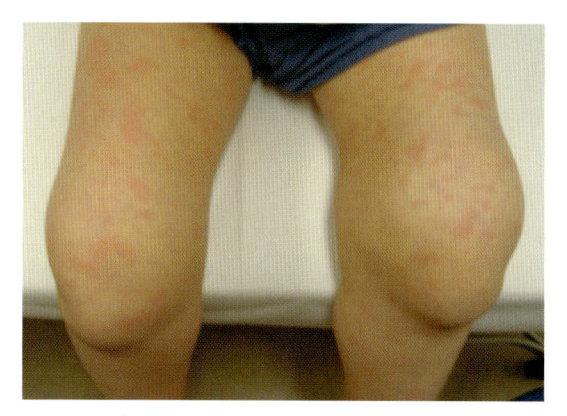

図2　CAPSにおける蕁麻疹様発疹

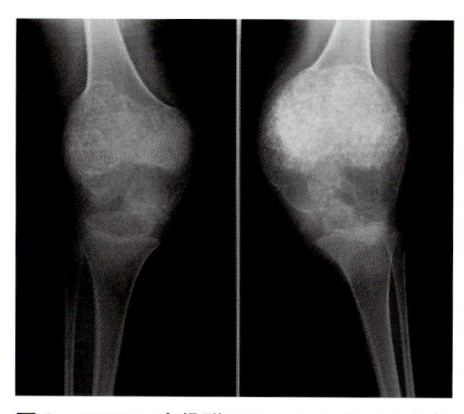

図3　CINCA症候群/NOMIDにおける骨幹端過形成

表1　CAPSにおける臨床的特徴

疾患名	FCAS	MWS	CINCA/NOMID
MIM #	120110	191900	607115
発症時期	生後10時間～10歳	乳幼児期	乳児期
発作期間・持続時間	12～24時間	2～3日	持続的
蕁麻疹様発疹	＋＋＋	＋＋＋	＋＋＋
関節所見	関節痛	関節炎／関節痛	関節炎／関節痛
長管骨骨幹端過形成	－	－	＋＋＋
難聴	－	＋	＋＋＋
慢性髄膜炎	－	＋	＋＋＋
発達遅滞・てんかん	－	－	＋
眼所見(ぶどう膜炎，強膜炎，上強膜炎，結膜炎，視神経萎縮)	－	＋	＋＋＋
アミロイドーシス	まれ	＋	＋？
身体的特徴（ばち指，鞍鼻，前頭部突出）	－	＋	＋＋
本邦での推定家系数	～5家系	～30人	～30人

2　検査所見

　FCASにおいては発作時，CINCA症候群/NOMIDにおいて常時，白血球数の上昇，血沈の亢進，CRP，血清アミロイドA蛋白などの炎症マーカーの上昇を認める．血中のサイトカインとしては，病態で記述したIL-1βの上昇が期待されるが，その不安定さより測定できない症例も存在し，実際の臨床では診断に使えない．IL-6などの他の炎症性サイトカインも上昇しているが，やはり特異性にかける．比較的特異度の高い炎症性マーカーとしてS100蛋白(S100A8/A9，S100A12)が知られている[7]．

　CINCA症候群/NOMIDおよび一部のMWSにおいては無菌性髄膜炎を認め，髄液検査にて，

細胞数増多，髄液圧の上昇を同定できる．細胞数増多では，多核球，単核球ともに認めることが多い．

蕁麻疹様皮疹は通常非固定性であるが，その皮膚生検所見では，通常の蕁麻疹とは異なり，好中球を主体とする炎症細胞の浸潤が同定され，特徴の1つである．この皮膚所見に肥満細胞がかかわっていることが報告されている[8]．

難聴は通常，感音性難聴であり，高音域からまず聴力低下を認め，また進行性であり，いったん悪化して時間が経った場合は不可逆的な変化となる．

3　画像

CINCA症候群/NOMIDにて無菌性髄膜炎が造影MRIにて髄膜の造影として描出される．また内耳にも同様にMRIにて造影効果がみられる[9]．

CINCA症候群/NOMIDに特徴的な長管骨骨幹端の過形成（**図3**）は，通常骨幹端近くの骨幹部に腫瘍様病変として現れることが知られている[10]．病初期の同部位のMRIにおける信号強度は軟骨と同等である．その本態は成長軟骨板における軟骨内骨化の異常とされている．同病変は単純X線ではじめradiolucentであるが，後に骨化する．

D　診断

FCASにおいてはHoffmanらの作成した基準[11]が使われることが多いが，CINCA症候群/NOMID，MWSでは，コンセンサスの得られた臨床診断基準はなく，特徴的な臨床所見よりCAPSを疑い，*NLRP3*遺伝子検査にて診断を確定する．また，遺伝性疾患であり，家族歴の有無は重要である．ただし，*de novo*のケースも多く，家族歴がないから否定することはできない．特に蕁麻疹様皮疹，炎症所見は重要である．CINCA症候群/NOMIDではその臨床所見が特徴的であり，臨床症状のみでも確定することがあるが，MWS，FCASでは特に家族歴などがない場合は*NLRP3*遺伝子異常を同定することは診断のためには重要である．

続いて遺伝子検査で同定した*NLRP3*変異が疾患原性をもつことを確認する．疾患関連遺伝子変異はinfevers（http://fmf.igh.cnrs.fr/ISSAID/infevers/）という自己炎症症候群遺伝子変異データベースを参照することにより，既報告があるか確認できる．一方，新規変異の場合は，家系内での遺伝型-臨床型相関の検討を行い，変異遺伝子の意義づけを検討する．CAPSの場合，変異NLRP3の機能評価が可能である．これまで*in vitro*における変異NLRP3の強制発現系を用いて，ASC依存性NF-κBの活性化，THP-1単球細胞の細胞死を指標に，変異NLRP3の疾患関連性が検討できる[12,13]．

CINCA症候群/NOMIDという臨床的に特徴的な患者において，通常のSanger法での遺伝子解析で変異を同定できない症例が約40％存在することが知られていた．これまでの知見で，変異陽性症例と陰性症例で，臨床症状に違いないこと，抗IL-1製剤に対する反応性に違いがないこと，末梢血のマイクロアレイによる発現解析で差異が認められないことが知られていた．わ

れわれは2005年に，NLRP3体細胞モザイク変異で発症したCINCA症候群/NOMID症例を世界ではじめて報告した[14]．変異遺伝子をもつ細胞の割合は約30%であり，Sanger法で変異をかろうじて同定できた症例であった．この症例をきっかけに，*NLRP3*変異陰性CINCA症候群/NOMIDが見逃されたNLRP3体細胞モザイクでないかという仮説をたて，日本においてまず4症例の変異陰性CINCA症候群/NOMIDを検討したところ3例にNLRP3体細胞モザイクを認めた[12]．続いて，アメリカ，スペイン，オランダ，イタリア，フランスとの国際共同研究にて26症例の変異陰性CINCA症候群/NOMIDを検討したところ，18例（69%）にNLRP3体細胞モザイクを認めた[15]．さらに健康患者家族には1例もNLRP3体細胞モザイクを認めなかった．以上の結果より，変異陰性CINCA症候群/NOMIDの70%はNLRP3体細胞モザイクで発症し，NLRP3体細胞モザイクは全CINCA症候群/NOMIDの約30%を占め，通常のSanger法では同定できないNLRP3体細胞モザイクがCINCA症候群/NOMIDの病因として重要であることが証明された．また一方，*NLRP3* coding regionに変異を認めない，いまだ原因不明のCINCA症候群/NOMIDが存在することも明らかとなった．

　以上の結果は，NLRP3体細胞モザイクの検査がSanger法にて変異を同定できなかったCINCA症候群/NOMID症例では，確定診断のために必要となることを示唆した．一方，体細胞モザイク率が5%程度の症例が存在するため，サブクローニング法では，各アンプリコン100本以上の遺伝子解析を要する．すなわちサブクローニング法では15アンプリコン×100と1患者あたり1500本シークエンスが必要となり，その労力とコストは莫大なものとなる．そのためわれわれはより大量に遺伝子解析可能である次世代シークエンサーを用いた遺伝子解析の系を立ち上げた[16]．次世代シークエンサーは並列遺伝子解析を大量に行うことにより，大量の遺伝子解析をより迅速かつ安価に可能にする装置である．一方，その弱点として，Sanger法に比べ，エラー率が高いことが問題となる．そこでわれわれは，各塩基ごとにそのエラー率を計算し，エラー率より統計学的に十分発生率が有為な変異をモザイク変異として同定する系を構築し，現在，NLRP3体細胞モザイク診断を行っている．その後，*NLRP3*変異のみつからない臨床的にはMWSと考えられた症例を同定し，NLRP3体細胞モザイクがMWSでも存在することがわかった．

　以上，まとめると，臨床的にCAPSを疑い，*NLRP3*遺伝子検査（体細胞モザイク検査含む）を行うことにより診断する．ただし，臨床的にCINCA症候群/NOMIDの症例でもいまだに*NLRP3*アミノ酸翻訳領域に変異のない症例が存在し，臨床診断で治療を行わざるを得ない症例が存在することを強調しておきたい．最後に診断の流れのまとめをチャートとした（図4）．

E　治療

　CINCA症候群/NOIMD，MWSを治療せずにいると，不可逆的な臓器障害を合併するだけでなく患者のQOLが悪く，治療を要する．特にCINCA症候群/NOMIDの最重症例では，不可逆的な臓器障害を合併するため，治療は必須である．病態から推察されるように抗IL-1製剤が著効し，実際抗IL-1製剤が第1選択である．現在本邦で利用可能な治療薬はカナキヌマブであ

図4 CAPS の診断

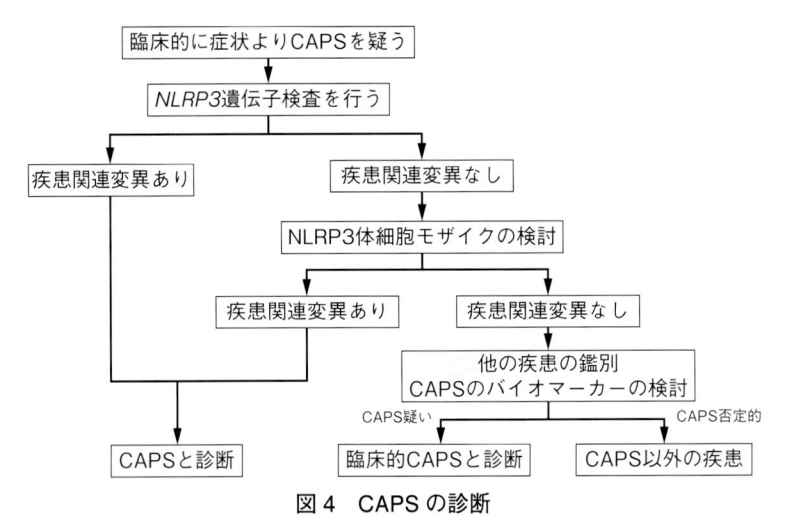

NLRP3 遺伝子検査(通常の検査,体細胞モザイク検査),疾患関連性の有無,疾患関連変異が同定されないが,CAPS が疑わしいときの鑑別,CAPS のバイオマーカーの検討については,CAPS の診療に慣れた専門医に相談することが望ましい.

表2 抗 IL-1 製剤の比較

一般名	アナキンラ (anakinra)	リロナセプト (rilonacept)	カナキヌマブ (canakinumab)
製品名	Kineret	Arcalyst	Ilaris
販売会社	Sobi	Regeneron	Novartis
薬剤の成分	リコンビナントヒト IL-1 レセプターアンタゴニスト	ヒト IL-1R1 および IL-1 レセプターアクセサリー蛋白の N 末部分とヒト IgG1Fc のキメラ蛋白	ヒト化抗ヒト IL-1β モノクローナル抗体
投与法	毎日皮下注	初回ローディング後 週1回皮下注	8週間ごと皮下注
半減期	4〜6時間	約6日	約21〜28日
適応疾患	本邦では未承認 FDA が NOMID で承認	本邦では未承認 海外では MWS,FCAS で承認 (NOMID では未承認)	本邦では全 CAPS (2歳以上)

る[17].また CAPS に使われてその有効性が知られている薬剤として anakinra,rilonacept が存在するが,いずれも日本では承認されていない[9,18,19].これらの薬剤を表2にまとめた.

　カナキヌマブ治療における薬剤投与量は患者により異なり,カナキヌマブ投与による治療反応性を検査所見・臨床症状より判定し,必要な治療量を決定する.一般的に,全身炎症所見はカナキヌマブにてコントロール可能とされる.一方,頭痛などの中枢神経症状は,比較的治療抵抗性を示す印象をもつが,増量などにより対応可能である.また難聴は,発症してから症状が固定した状態では,治療に対して反応しないことが報告されている.ただ発症から間がない場合は可逆性があること,また発症前であれば,抗炎症作用が十分であれば難聴を予防できるのではないかとされている.カナキヌマブによる治療は開始されてまだ間がなく,今後の長期フォローによる知見の集積が重要である.また CINCA 症候群/NOMID で特徴的な長管骨骨幹

端過形成は抗IL-1療法に抵抗性とされている[10]．その原因として，単純に抗IL-1療法が不十分であるのか，また軟骨で発現がある*NLRP3*がNLRP3インフラマソーム非依存性に発症に関与しているのか今後の検討課題である．

FCASの治療については，議論のあるところであるが，アミロイドーシスの合併例も報告があり，症状の強い症例は治療対象としてよく，治療対象外とはしない．

現在のところ，抗IL-1療法がCAPS治療の標準となっているが，抗IL-1療法以前には各種免疫抑制薬が用いられ，無効であることが知られている．ただし，副腎皮質ホルモンはある程度の有効性を認め，追加治療としてある程度期待できる．また，FCASの場合，抗IL-1療法以外の治療として，有症状時のNSAIDs，短期間の副腎皮質ホルモン投与が考慮される．

最後に治療と関連して，現在利用可能な支援制度，特に社会的な患者支援制度について記載する．本原稿執筆時点では，CAPSは小児慢性特定疾患及び難病における公費負担対象となる特定疾患治療研究事業対象疾患ではない．しかし両制度はいずれも見直し中であり，新制度にて，対象疾患となることが期待されている．患者および患者家族会として，"CAPS患者・家族の会"(http://www.caps-family.com)が活動している．また診断治療に関する専門家に対するコンサルト先として，PIDJ(http://pidj.rcai.riken.jp)もしくは自己炎症性疾患サイト(http://aid.kazusa.or.jp/2013/conference/index.html)が存在する．これらの情報が，患者診療・患者QOL向上につながることを期待する．

F 臨床経過・予後

CINCA症候群/NOMIDでは，無治療では髄膜炎などの炎症により精神発達遅滞，てんかんを合併する．ぶどう膜炎，うっ血乳頭それに伴う視神経萎縮を合併し，視力障害をきたす．難聴もほぼ必発で，高度の難聴となる．関節炎で関節拘縮が起こる．また長管骨骨幹端過形成で，特に膝関節で強度の内反・外反変形をきたす．また全身の炎症に伴い，低身長，発育不全をきたす．MWSでは以上の症状の程度は軽いが，長期的に炎症が続くことにより，25%にアミロイドーシスを合併し腎不全となりうる．また難聴も高頻度にみられる合併症である．FCASでは比較的予後良好であるが，アミロイドーシス合併症例も知られ，慎重なフォローが必要と思われる．いずれにしても，これらの疾患はきわめてまれな疾患であり，患者登録制度を用いた長期フォローが必要と考える．特に，カナキヌマブによる抗IL-1治療がどのように合併症を防ぎ，またどのような副作用がでるか，丁寧な長期フォローが重要である．

G まとめ

最後に今後の課題，問題点について記載して本章を終わりたい．
- 長期的な観察にもとづき，カナキヌマブの治療の有効性・安全性を明らかにする．
- 自己炎症関連臨床症状，検査所見以外のカナキヌマブ治療の増減の目安の作成．
- 真の*NLRP3*変異陰性CINCA症候群/NOMIDの原因探索．

・抗IL-1療法抵抗性，長管骨骨幹端過形成の機序解明，それに基づく治療法開発．
・早期抗IL-1療法による難聴の予防可能性．

　これらの課題を検討するため，患者全例登録を all Japan，できれば国際共同研究により症例を集積することが重要と考える．現在，京都大学小児科 平家俊男を班長として"自己炎症疾患とその類縁疾患に対する新規診療基盤の確立"研究班が編成され，web ベースの患者登録システム，CAPS 診療フローチャートの構築が進められている．患者およびその主治医の協力を得て，患者の QOL に貢献できるシステムが構築されることを祈念してやまない．

文　献

1) Almeida de Jesus A, Goldbach-Mansky R : Monogenic autoinflammatory diseases : concept and clinical manifestations. *Clin immunol* **147** : 155-174, 2013.
2) 齋藤　潤：CAPS：クライオパイリン関連周期熱症候群．日本臨床免疫学会会誌 **34**：369-377, 2011.
3) Schroder K, Tschopp J : The inflammasomes. *Cell* **140** : 821-832, 2010.
4) Agostini L, Martinon F, Burns K, et al. : NALP3 forms an IL-1beta-processing inflammasome with increased activity in Muckle-Wells autoinflammatory disorder. *Immunity* **20** : 319-325, 2004.
5) Hawkins PN, Lachmann HJ, Aganna E, et al. : Spectrum of clinical features in Muckle-Wells syndrome and response to anakinra. *Arthritis Rheum* **50** : 607-612, 2004.
6) Lachmann HJ, Lowe P, Felix SD, et al. : In vivo regulation of interleukin 1beta in patients with cryopyrin-associated periodic syndromes. *J Exp Med* **206** : 1029-1036, 2009.
7) Kessel C, Holzinger D, Foell D : Phagocyte-derived S100 proteins in autoinflammation : putative role in pathogenesis and usefulness as biomarkers. *Clin Immunol* **147** : 229-241, 2013.
8) Nakamura Y, Kambe N, Deguchi N, et al. : Agminated acquired melanocytic naevus modified by vitiligo vulgaris arising in the elderly. *Clin Exp Dermatol* **34**, e377-378, 2009.
9) Goldbach-Mansky R, Dailey NJ, Canna SW, et al. : Neonatal-onset multisystem inflammatory disease responsive to interleukin-1beta inhibition. *N Engl J Med* **355**, 581-592, 2006.
10) Hill SC, Namde M, Dwyer A, et al. : Arthropathy of neonatal onset multisystem inflammatory disease(NOMID/CINCA). *Pediatr Radiol* **37**, 145-152, 2007.
11) Hoffman HM, Wanderer AA, Broide DH : Familial cold autoinflammatory syndrome : phenotype and genotype of an autosomal dominant periodic fever. *J Allergy Clin Immunol* **108**, 615-620, 2001.
12) Saito M, Nishikomori R, Kambe N, et al. : Disease-associated CIAS1 mutations induce monocyte death, revealing low-level mosaicism in mutation-negative cryopyrin-associated periodic syndrome patients. *Blood* **111**, 2132-2141, 2008.
13) Fujisawa A, Kambe N, Saito M, et al. : Disease-associated mutations in CIAS1 induce cathepsin B-dependent rapid cell death of human THP-1 monocytic cells. *Blood* **109**, 2903-2911, 2007.
14) Saito M, Fujisawa A, Nishikomori R, et al. : Somatic mosaicism of CIAS1 in a patient with chronic infantile neurologic, cutaneous, articular syndrome. *Arthritis Rheum* **52**, 3579-3585, 2005.
15) Tanaka N, Izawa K, Saito MK, et al. : High incidence of NLRP3 somatic mosaicism in patients with chronic infantile neurologic, cutaneous, articular syndrome : results of an International Multi-

center Collaborative Study. *Arthritis Rheumatism* **63**, 3625-3632, 2011.
16) Izawa K, Hijikata A, Tanaka N, *et al.*: Detection of base substitution-type somatic mosaicism of the NLRP3 gene with＞99.9％ statistical confidence by massively parallel sequencing. *DNA Res* **19**, 143-152, 2012.
17) Lachmann HJ, Kone-Paut I, Kuemmerle-Deschner JB, *et al.*: Use of canakinumab in the cryopyrin-associated periodic syndrome. *N Engl J Med* **360**, 2416-2425, 2009.
18) Hoffman HM, Throne ML, Amar, NJ, *et al.*: Efficacy and safety of rilonacept (interleukin-1 Trap) in patients with cryopyrin-associated periodic syndromes: results from two sequential placebo-controlled studies. *Arthritis Rheum* **58**, 2443-2452, 2008.
19) Goldbach-Mansky R, Shroff SD, Wilson M, *et al.*: A pilot study to evaluate the safety and efficacy of the long-acting interleukin-1 inhibitor rilonacept (interleukin-1 Trap) in patients with familial cold autoinflammatory syndrome. *Arthritis Rheum* **58**, 2432-2442, 2008.

〔西小森 隆太，中川 権史，横山 宏司，平家 俊男〕

5 Blau症候群/若年発症サルコイドーシス(EOS)

A 疾患概念

　両側肺門リンパ節・肺・眼・皮膚など，さまざまな臓器に非乾酪性類上皮細胞肉芽腫をきたす原因不明の全身性炎症性疾患であるサルコイドーシスが，小児期にみられることはまれである．しかし，中には4歳以下の小児に発症し，肺門リンパ節や肺には病変をきたさずに，関節炎・ぶどう膜炎・皮膚炎を3主徴とするタイプがあることが以前から知られており(図1)[1]，若年発症サルコイドーシス(early-onset sarcoidosis：EOS，MIM#609464)とよばれていた[2]．このEOSは進行性で，関節拘縮や失明に至る例が多いことから，臨床的に予後不良のサルコイドーシスとして恐れられていた[2]．

　1985年，EOSと酷似する臨床像を4世代に渡って呈する家系例がBlauにより報告された[3]．常染色体優性遺伝形式を示すこの疾患はBlau症候群(MIM#186580)とよばれ[4]，これ以降，EOSは通常のサルコイドーシスとは異なる疾患で，むしろBlau症候群の孤発例ではないかという議論が起こった．

　フランス・ドイツ人家系の遺伝子連鎖解析により，同じく炎症性肉芽腫性疾患として消化管に病変が認められるクローン病とともに，Blau症候群ではその責任遺伝子が16番染色体上であることが判明していたが[5]，クローン病の感受性遺伝子として*NOD2*が同定されると間もな

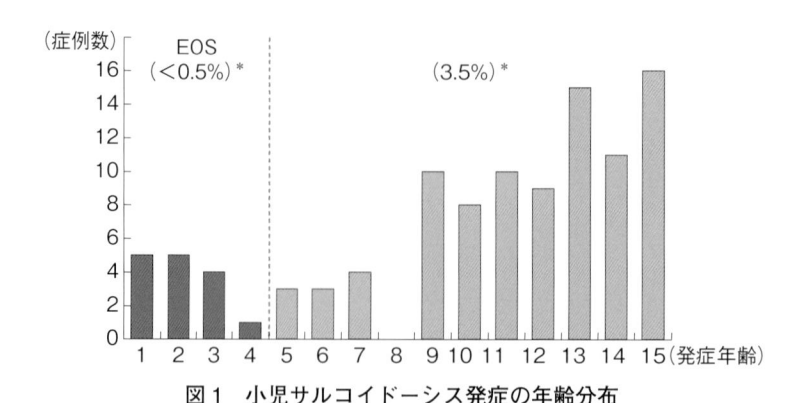

図1 小児サルコイドーシス発症の年齢分布

＊は全サルコイドーシス症例における小児期発症のサルコドーシス症例数の割合を表す．

(McGovern JP, Merritt DH：Sarcoidosis in childhood. *Adv Pediatr* **8**：97-135, 1956[1]を改変して引用)

く，Blau 症候群においても *NOD2*（*CARD15*）遺伝子がその原因であると報告された[6]．この報告の中で，欧州において EOS と診断された2名の患者が調べられたが，*NOD2* 遺伝子の変異は認められず[6]，この時点では Blau 症候群と EOS は異なる疾患と考えられ，むしろ *NOD2* 変異の有無が両者の鑑別に有用であると報告された．しかし Kanazawa らは2004年，潮紅の強い苔癬状の丘疹，関節拘縮と失明という臨床像を呈する27歳の青年と出会い，臨床的に EOS と考えられるこの青年にも Blau 症候群と同様の *NOD2* の R334W 変異が認められることを報告し，EOS もまた *NOD2* 変異を背景とした疾患である可能性を提唱した[7]．さらに Kanazawa らは，本邦で EOS と診断されている10例の患者を集めて遺伝子解析を行った結果，EOS においても，Blau 症候群と同じく *NOD2* がその責任遺伝子であることを明らかにした[8]．その後，本邦のみならず海外からも孤発例である EOS に Blau 症候群同様に *NOD2* の変異があることが報告され，今日では両者は同一の疾患と考えられている．

現在までに，本邦では30例の孤発例と4家系が報告されている．性差はなく，多くは4歳以前に発症し，発症年齢の平均は1歳2ヵ月である[8]．

B 病態生理

本症の原因遺伝子である *NOD2* は，細胞内パターン認識受容体 NLR（nucleotide-binding oligomerization domain（NOD），leucine-rich repeat（LRR）containing receptor, or NOD-like receptor）に属する受容体で，①蛋白質相互作用にかかわる CARD（caspase recruitment domain），②自己重合化にかかわる NOD，③微生物由来パターンの認識にかかわる LRR 領域の3つからなる（図2）．NOD2 は単球・マクロファージ・消化管パネート細胞・腸管上皮細胞に発現しており，グラム陽性菌・陰性菌の細胞壁に共通に含まれる MDP（muramyl dipeptide）を認識して，転写因子である NF-κB を活性化することが知られている[9~11]．

消化管に肉芽腫をきたすクローン病では，微生物由来分子パターンを認識する部位と考えられる LRR 領域に機能喪失型変異があり，MDP で刺激しても NF-κB の活性化が低下しており，これが疾患の発症に相関すると報告されている[12,13]．一方 Blau 症候群/EOS では，NOD2 蛋白質の自己重合化にかかわると考えられる NOD 領域に機能獲得型変異が認められ[6,8]，これらの NOD2 の変異体は MDP の非存在下でも NF-κB の活性化が生じる（図3）．これは NOD 領域のアミノ酸が置換されることにより，LRR 領域が MDP を認識して活性化したときと同様の立体構造をとるためと推定されている[14]．

NF-κB の活性化により抗アポトーシス蛋白や炎症性サイトカインが発現誘導されることから，Blau 症候群/EOS では，単球・マクロファージにおいて *NOD2* 変異に伴う恒常的な NF-κB の活性化が起こった結果，持続的に炎症性のマクロファージが誘導され肉芽腫性の病変が作られている可能性がある．しかし，それがなぜ関節・眼・皮膚において肉芽腫を形成するのかなど，その病態機序の多くは不明である．一方，クローン病では，NOD2 の機能喪失型の変異により MDP に対する炎症反応の低下や腸内細菌叢のコントロール不全が起こることがその原因と推測されているが[15]，それがなぜ腸管に肉芽腫性の炎症をきたすかも実はよくわかって

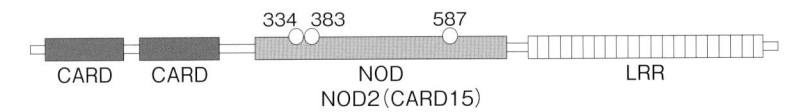

図2 Blau 症候群/EOS でみられる主な NOD2 遺伝子変異の位置

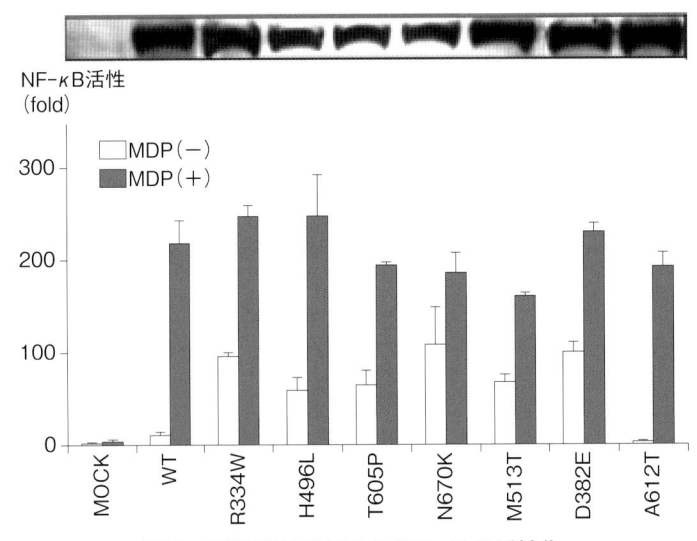

図3 変異 NOD2 による NF-κB の活性化

R334W・H496L・T605P・N670K・M513T・D382E は Blau 症候群/EOS で認められた変異．WT(wild type)では MDP 添加時のみ NF-κB の活性化がみられるのに対し，NOD2 変異体では MDP を添加しない条件下でも NF-κB の活性化が起こる．一方，A612T 変異はクローン病に関与する NOD2 変異で，WT 同様に MDP を添加しなければ NF-κB の活性化が起こらない．

(Kanazawa N, Okafuji I, Kambe N, et al.：Early-onset sarcoidosis and CARD15 mutations with constitutive nuclear factor-kappaB activation：common genetic etiology with Blau syndrome, Blood 105：1195-1197, 2005[8])より引用)

いない．こうした NOD2 の変異の位置の違いとそれに伴う機能喪失・獲得の違いが，なぜ同じ肉芽腫性炎症性疾患でありながらまったく異なる臨床症状を呈するのか，今後の研究の進展が待たれる．

　これまで Blau 症候群/EOS でみつかっている NOD2 変異は患者以外でみつからず，変異のある者は全員発症していることから，NOD2 の変異は Blau 症候群/EOS の発症に必要かつ十分な条件と考えられる．一方，NOD2 の変異と Blau 症候群/EOS の発症年齢や臨床的重症度との相関は必ずしも認められないことから[8]，発症時期や重症度に関しては後天的要因や環境的要素がかかわっている可能性も推定される．

C 臨床所見

1 症状

多くは4歳以前に何らかの臨床症状を呈するが，10歳を過ぎてから発症する例もある[16]．皮膚症状が初発の例が多く，典型的には眼病変はやや遅れて7～12歳頃に発症する[3,17,18]．皮疹，関節症状，眼症状という順番に発症することが多い．

①皮膚症状

自覚症状をほとんど伴わない，帽針頭大～粟粒大の常色～赤褐色で苔癬様の充実性丘疹が多発することが多く（図4），増悪すると魚鱗癬様あるいは紅皮症様となることもある[17,18]．鱗屑を伴う場合と伴わない場合がある．しばしば対称性に体幹や四肢にみられ，年余にわたり出現と自然消退を繰り返す．特に誘因なく皮疹は出現するが，BCG接種後に皮疹から発症した例が報告されている[19,20]（図5）．この皮疹はBlau症候群/EOSの初発症状であることが多いものの，自覚症状を欠き自然消退することもあるため，見逃されている可能性もある．また20%の症例で結節性紅斑が経過中にみられる．

②関節症状

対称性の多関節炎が，手指や足趾などの小関節や，手・肘・膝・足などの大関節に生じ，まれに肘にもみられる[17,18]．また腱鞘炎により腱鞘滑膜は腫脹し，指趾全体がソーセージ様に腫脹する例もみられる（図6）．この腫脹のために運動制限をきたすが，熱感や発赤をほとんど伴わない軟らかい腫脹であり，腫脹のわりには関節痛や朝のこわばりなどの自覚症状に乏しいことが，関節症状から本症を疑う契機となる．

指趾の中節骨関節（PIP/PCP関節）は経過とともに次第に屈曲する（図7）．また末節骨関節（DIP/DCP関節）は同時に伸展位をとるため，関節リウマチのボタンホール様変形と類似した外観を呈する[17]．しかし，指趾関節の可動域は失われておらず，X線検査でも関節面の骨びらんや関節裂隙の狭小化を認めない．したがって，屈曲した関節を他動的に進展すれば，関節はそれに応じて進展する．

関節エコーでは関節滑膜よりも強い炎症が腱鞘滑膜に目立ち，腱鞘周囲に浮腫をきたす（図8）[21]．経過の長い症例では，腱鞘の断裂や関節の破壊・変形・脱臼がみられ，関節は拘縮して機能障害が進行する[22,23]．

③眼症状

皮疹や関節症状よりも遅れて徐々に出現する．最も頻度が高いのは両側性のぶどう膜炎で，眼痛・羞明・霧視を呈する．通常のサルコイドーシスによるぶどう膜炎に類似して，豚脂様角膜後面沈着物，前房混濁，虹彩結節，硝子体混濁，網膜血管周囲炎，多発性網脈絡膜滲出斑，乳頭浮腫がみられるが，虹彩後癒着，結膜炎，網膜炎，視神経萎縮など，全眼球性に及ぶ広範囲な病変が報告されている．病変が長期にわたると2次性白内障や緑内障をきたし失明する[7,24]．

④発熱

欧米の報告では10%程度と少ないが，本邦では約半数の症例で間欠的あるいは持続的な発熱

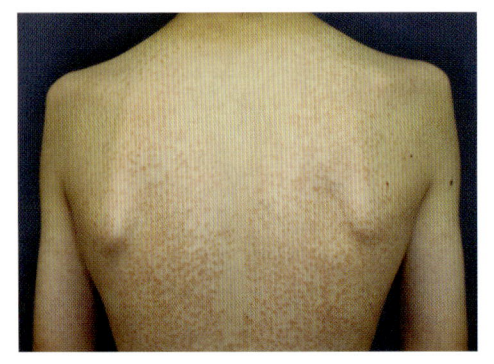

図4　苔癬様丘疹

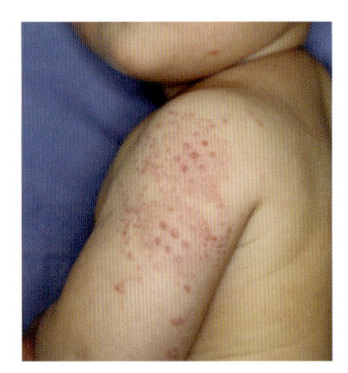

図5　BCG接種後に出現した皮疹

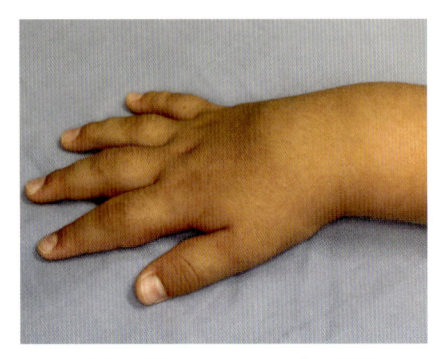

図6　手指のソーセージ様腫脹

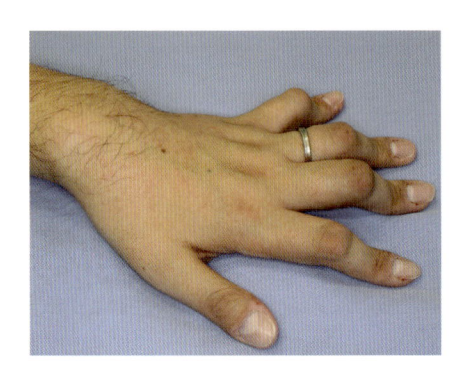

図7　手指の変形

がみられる．弛張熱の熱型をとり高熱が持続する例があり，かつステロイド内服投与によって解熱するため，若年性特発性関節炎（juvenile idiopathic arthritis：JIA）と誤診されやすい．

⑤その他

まれではあるが，肉芽腫性間質腎炎，慢性腎不全，脳神経障害，新血管障害，間質性肺炎，リンパ節炎，心外膜炎，耳下腺炎など，多彩な臓器病変が報告されている[25〜31]．

2　検査所見

サルコイドーシスでよくみられる両側肺門リンパ節腫脹は認められない．血液学的検査もほぼ正常である．サルコイドーシスと同様に血清アンジオテンシン変換酵素（ACE）活性やリゾチームの高値，またツベルクリン反応の減弱化がみられることがあるが[2,32]，その機序は不明である．全身の炎症の程度に応じてCRP・赤沈・可溶性IL-2受容体が高値となることもある．リウマチ因子は陰性であるが，抗核抗体や免疫グロブリン，補体が異常値を示すことがある．血清MMP-3値は関節炎の病勢をよく反映する[19]．

皮膚病理検査では，真皮から皮下組織にかけて多核巨細胞を伴う非乾酪性類上皮細胞肉芽腫が存在し，周辺へのリンパ球浸潤に乏しいnaked granulomaを呈する（図9）．炎症が表皮に及

図8 関節エコー所見

5歳の小児例における右手足の関節エコー．

▼：腱鞘滑膜の肥厚，＊：滑液貯留，PP：基節骨（proximal phalanx），MP：中節骨（middle phalanx），ulna：尺骨，triquetrum：三角骨，tibia：脛骨，talus：距骨，fibula：腓骨，ECU：尺側手根伸筋（extensor carpi ulnaris），TA：前脛骨筋（tivialis anterior），FT：屈筋腱（flexor tendon），FL：長腓骨筋腱（fibularis longus）．

（Ikeda K, Kambe N, Satoh T, et al.：Preferentially inflamed tendon sheaths in the swollen but not tender joints in a 5-year-old boy with blau syndrome. J Pediatr 163：1525, 2013[21]より引用）

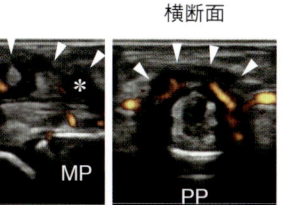

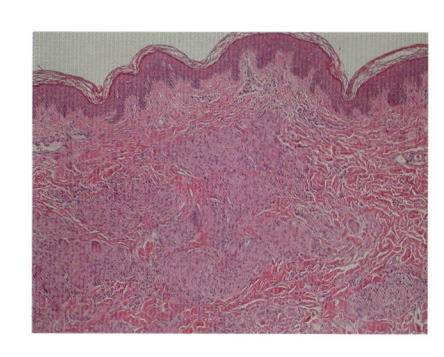

a：右手の第3指屈筋腱

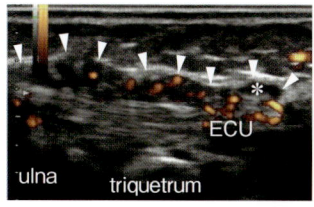

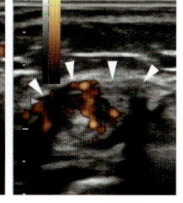

b：右手首の尺側手根伸筋

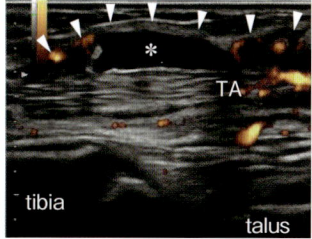

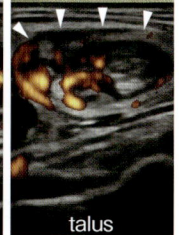

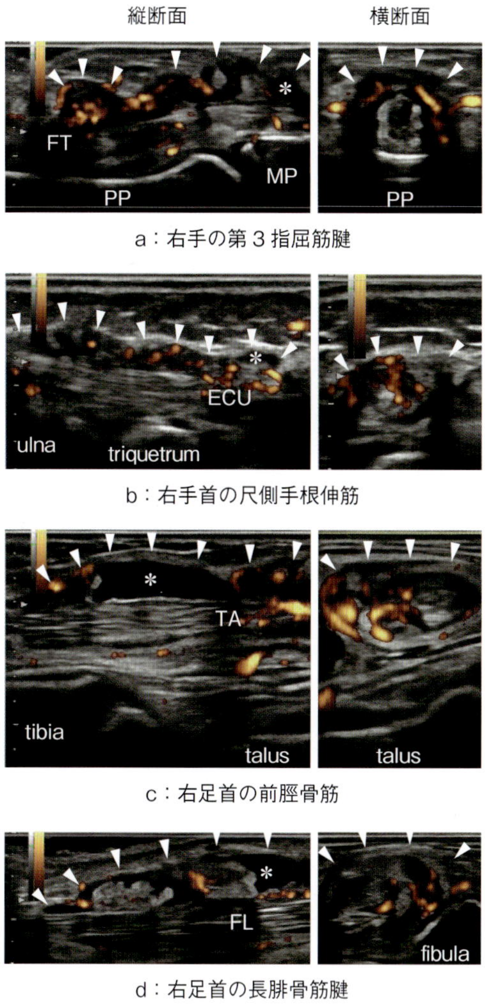

c：右足首の前脛骨筋

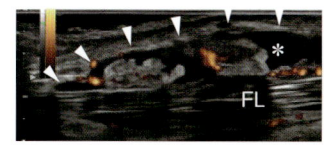

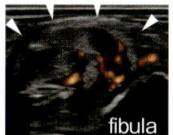

d：右足首の長腓骨筋腱

図9 皮膚の病理組織像

真皮内に多核巨細胞を含む非乾酪性類上皮細胞肉芽腫を認める．

んでいる所では，臨床上の鱗屑に相当する過角化を呈する．毛孔一致性の丘疹の場合には毛包を中心とした肉芽腫がみられるが[33]，そうでない場合も多い．免疫染色を用いた光学顕微鏡や電子顕微鏡を用いても，通常のサルコイドーシスとの鑑別は不可能であるとされる[32,34]．

3 画像

両側肺門リンパ節腫脹は認められず，関節症状も初期は骨に異常をきたさないことから，胸部・骨X線検査では異常はみられない．無症候性の炎症部位のスクリーニングにGaシンチが有用とされる[35]．

D 診断

皮膚症状，関節症状，眼症状が3主徴であり，両側肺門リンパ節腫脹は認めないのが特徴である．例外はあるものの，詳細に問診すると多くの症例では4歳以前に皮膚・関節・眼のいずれかの初発症状が認められる．皮疹が初発症状であることが多いが，皮疹は常色〜紅色の丘疹が主体で鱗屑を付すこともあるために湿疹様にもみえ，アトピー性皮膚炎と誤診されていたり，またかゆみを伴わず自然消退もあるため見過ごされたりすることもしばしばある．

通常のサルコイドーシスでは関節症状を伴う症例は5%程度と報告されていることから，関節症状の存在は本症を疑ううえで最も重要な所見と考えられる．関節症状はしばしばJIAとの鑑別が問題になるが，JIAでは早期から関節痛や可動域制限が，X線検査では骨の変化がみられるといった違いがある．本症では手背・足背の両側対称性の無痛性の囊腫状腫脹や，指趾のソーセージ様腫脹(図6)，可動性を残したままの指趾中節関節の屈曲拘縮などがきわめて特徴的である．また，関節エコーにて関節滑膜よりも腱鞘滑膜に優位に炎症所見がみられたり，腱鞘周囲の浮腫がみられた場合，本症である可能性が高い．

眼病変は皮膚症状や関節症状に比して遅れて発症し，ぶどう膜炎で始まるとされるが，虹彩後癒着・結膜炎・網膜炎・視神経萎縮など，病変は全眼球性に及ぶ．全眼球性に及ぶ広範囲な病変に加えて，以上の関節症状あるいは皮膚症状をもつ症例は本症である可能性が高いと考えられる．JIAでは非肉芽腫性の前部ぶどう膜炎を併発することがあるが，眼底病変を伴うような全ぶどう膜炎がある場合には本症を疑う必要がある．眼病変は徐々に出現するため診断が遅れることが多く，ぶどう膜炎のある例では1/3が失明するとされる．

病変部の病理組織学的検査で類上皮細胞肉芽腫の存在を明らかにすること，また遺伝子診断で*NOD2*遺伝子の変異の有無を調べることで確定診断に至る(表1，2)．なお，京都大学医学部附属病院小児科にてBlau症候群/EOSの遺伝子診断を実施している(問合せ先：西小森隆太，rnishiko@kuhp.kyoto-u.ac.jp)．

E 治療・臨床経過

現時点では病因に基づいた特異的な治療法は確立していないため，対症療法にとどまっている[36]．本疾患の患者のうちJIAと診断されている症例では，全身性の炎症所見が軽度なために積極的な加療がなされず，結果的に症状が進行した症例が散見される[18]．皮疹・関節症状から疑われた例では，3主徴がそろうまで経過をみるのではなく，視力予後の改善のためには早期

表1 厚生労働省難治性疾患克服研究事業研究班によるNOD2変異に関連した全身性肉芽腫性疾患（Blau症候群/EOS）の診断基準（暫定版）

○本症は，NOD2遺伝子の変異を背景として全身に肉芽腫病変をきたす疾患である
　a) NOD2遺伝子に変異を認める．多くはNOD2遺伝子のexon 3（NOD領域）に変異を認め，in vitroにおいてNF-κBの自発的な転写亢進を導く機能獲得型の変異である．また，家族歴のあるものは常染色体優性遺伝形式をとるが，家族歴のない孤発例も認められる（ただし，この場合，発端者となり常染色体優性遺伝形式で遺伝する）．
　b) 罹患部位の組織学的検査では，肉芽腫を呈する．
→下記の臨床診断のいずれかに加えて，a)を認めるものを「確定例」，b)を認めるものを「組織学的診断例」とする．

○皮膚病変，関節病変，眼病変が3主徴である
　1) 皮膚症状
　　● 充実性の丘疹．かゆみなどの自覚症状はほとんどない．ときに潮紅し，あるいは乾燥する．
　　● 結節性紅斑（ステロイド外用に対する反応性は乏しい．ときに数ヵ月の単位で自然緩解と増悪を繰り返す）．
　2) 関節症状
　　● 関節背面が無痛性に嚢腫状に腫脹する．
　　● 手指，足趾がソーセージ様に腫脹する．
　　（X線検査では骨破壊は認めない．腫脹による運動制限のため，痛みは伴わず，他動は制限されない．ただし，進行例では関節の変形や脱臼，拘縮をきたす）
　3) 眼症状
　　● ぶどう膜炎．
　　● 虹彩後癒着，結膜炎，網膜炎，視神経萎縮など病変は全眼球に及ぶ（進行例では，失明する）．
→上記の1)，2)，3)の小項目にあげた臨床症状の少なくとも1つを3項目ともに認めるものの，遺伝子検査や病理組織検査で所見がないもの，あるいは未検査のものを「臨床的診断例」とする．なお，その際には診断の参考項目も参照する．

○診断の参考項目
　● 成人のサルコイドーシスに特徴的な両側肺門部リンパ節腫脹は原則として認めない（ただし，肺病変の存在を否定するものではない）．
　● 多くの症例では，4歳以前から何らかの臨床症状が認められる．BCG接種が臨床症状出現の契機になることがある．
　● 高熱や弛張熱を認めることがある．
　● 眼症状の出現までには時間がかかることから，3主徴がそろうまで漫然と経過をみるのではなく，視力予後の改善のためには，皮膚症状・関節症状が出現した段階で，組織診断あるいは遺伝子診断を考慮することが望ましい．

に組織診断や遺伝子診断を考慮することが望ましい．多くは皮疹，関節症状，眼症状と順番に緩徐に進行するが，まれに治療に抵抗性で急速に進行する症例も存在するため注意が必要である[37]．

　皮膚病変に対してはステロイド薬の外用が行われるが，かゆみがなく自然消退もあるため積極的な治療は必要ない．関節や眼病変は進行性で，放置すると不可逆性の変化をきたすため，積極的な治療が必要である．ステロイド内服によりコントロール可能な症例が多いが，長期投与による副作用の問題が無視できず，また減量・中止による再発もしばしば起こる．一方，週1回のメトトレキサート10〜15 mg/m^{2}は疾患活動

表2 本邦でのBlau症候群/EOS症例のNOD2遺伝子型

NOD2変異	本邦での報告症例数	割合(%)
p.Arg334Trp	12	37.5
p.Arg587Cys	6	18.8
p.Arg334Gln	4	12.5
p.Glu383Gly	2	6.3
p.Asp382Glu	1	3.1
p.Gly481Asp	1	3.1
p.Cys495Tyr	1	3.1
p.His496Leu	1	3.1
p.Met513Thr	1	3.1
p.Thr605Pro	1	3.1
p.Asn670Lys	1	3.1
p.Glu498Val, 499-500del	1	3.1
計	32	100

性の抑制に有効で，ステロイドの減量効果も期待できるとされる[38]．抗TNFα製剤が有効であったという報告もあるが，症例数は限られており今のところ統一的な見解は得られていない[38〜40]．他にもさまざまな治療が試みられており，NF-κB阻害薬としてサリドマイドによる治療が有効と報告されている[41]．また，多くの自己炎症症候群において有効な抗IL-1製剤は無効であると報告されているが[42]，抗IL-1β抗体であるカナキヌマブが眼症状に著効したという報告もある[40]．

F 予後

Blau症候群/EOSは慢性的に全身性の炎症をきたすことから長期の治療介入や経過観察を必要とするが，短期的な予後にはあまり影響がないとされる．長期的な予後に関してはいまだに明らかにされていない[39]．

文　献

1) McGovern JP, Merritt DH：Sarcoidosis in childhood. *Adv Pediatr* **8**：97-135, 1956.
2) Hetherington S：Sarcoidosis in young children. *Am J Dis Child* **136**：13-15, 1982.
3) Blau EB：Familial granulomatous arthritis, iritis, and rash. *J Pediatr* **107**：689-693, 1985.
4) Pastores GM, Michels VV, Stickler GB, et al.：Autosomal dominant granulomatous arthritis, uveitis, skin rash, and synovial cysts. *J Pediatr* **117**：403-408, 1990.
5) Tromp G, Kuivaniemi H, Raphael S, et al.：Genetic linkage of familial granulomatous inflammatory arthritis, skin rash, and uveitis to chromosome 16. *Am J Human Genet* **59**：1097-1107, 1996.
6) Miceli-Richard C, Lesage S, Rybojad M, et al.：CARD15 mutations in Blau syndrome. *Nat Genet* **29**：19-20, 2001.
7) Kanazawa N, Matsushima S, Kambe N, et al.：Presence of a sporadic case of systemic granulomatosis syndrome with a CARD15 mutation. *J Invest Dermatol* **122**：851-852, 2004.
8) Kanazawa N, Okafuji I, Kambe N, et al.：Early-onset sarcoidosis and CARD15 mutations with constitutive nuclear factor-kappaB activation：common genetic etiology with Blau syndrome. *Blood* **105**：1195-1197, 2005.
9) Inohara N, Ogura Y, Fontalba A, et al.：Host recognition of bacterial muramyl dipeptide mediated through NOD2. Implications for Crohn's disease. *J Biol Chem* **278**：5509-5512, 2003.
10) Barnich N, Aguirre JE, Reinecker HC, et al.：Membrane recruitment of NOD2 in intestinal epithelial cells is essential for nuclear factor-κB activation in muramyl dipeptide recognition. *J Cell Biol* **170**：21-26, 2005.
11) Grimes CL, Ariyananda Lde Z, Melnyk JE, et al.：The innate immune protein Nod2 binds directly to MDP, a bacterial cell wall fragment. *J Am Chem Soc* **134**：2012.
12) Hugot JP, Chamaillard M, Zouali H, et al.：Association of NOD2 leucine-rich repeat variants with susceptibility to Crohn's disease. *Nature* **411**：599-603, 2001.
13) Ogura Y, Bonen DK, Inohara N, et al.：A frameshift mutation in NOD2 associated with susceptibility to Crohn's disease. *Nature* **411**：603-606, 2001.

14) Inohara N, Chamaillard M, McDonald C, et al. : NOD-LRR proteins : role in host-microbial interactions and inflammatory disease. *Annu Rev Biochem* **74** : 355-383, 2005.
15) Strober W, Watanabe T : NOD2, an intracellular innate immune sensor involved in host defense and Crohn's disease. *Mucosal Immunol* **4** : 484-495, 2011.
16) Milman N, Ursin K, Rødevand E, et al. : A novel mutation in the NOD2 gene associated with Blau syndrome : a Norwegian family with four affected members. *Scand J Rheumatol* **38** : 190-197, 2009.
17) Rosé CD, Wouters CH, Meiorin S, et al. : Pediatric granulomatous arthritis : an international registry. *Arthritis Rheum* **54** : 3337-3344, 2006.
18) Okafuji I, Nishikomori R, Kanazawa N, et al. : Role of the NOD2 genotype in the clinical phenotype of Blau syndrome and early-onset sarcoidosis. *Arthritis Rheum* **60** : 242-250, 2009.
19) 西小森隆太, 金澤伸雄, 神戸直智, 他:若年性サルコイドーシスの1例—CARD15(NOD2)遺伝子の異常との関係. 小児科臨床 **57** : 1105-1110, 2004.
20) Osborne GE, Mallon E, Mayou SC : Juvenile sarcoidosis after BCG vaccination. *J Am Acad Dermatol* **48**(5 Suppl) : S99-102, 2003.
21) Ikeda K, Kambe N, Satoh T, et al. : Preferentially inflamed tendon sheaths in the swollen but not tender joints in a 5-year-old boy with blau syndrome. *J Pediatr* **163** : 1525, 2013.
22) Raphael SA, Blau EB, Zhang WH, et al. : Analysis of a large kindred with Blau syndrome for HLA, autoimmunity, and sarcoidosis. *Am J Dis Child* **147** : 842-848, 1993.
23) Manouvrier-Hanu S, Puech B, Piette F, et al. : Blau syndrome of granulomatous arthritis, iritis, and skin rash : a new family and review of the literature. *Am J Med Genet* **76** : 217-221, 1998.
24) Kurokawa T, Kikuchi T, Ohta K, et al. : Ocular manifestations in Blau syndrome associated with a CARD15/Nod2 mutation. *Ophthalmology* **110** : 2040-2044, 2003.
25) Saini SK, Rose CD : Liver involvement in familial granulomatous arthritis (Blau syndrome). *J Rheumatol* **23** : 396-399, 1996.
26) Ting SS, Ziegler J, Fischer E : Familial granulomatous arthritis (Blau syndrome) with granulomatous renal lesions. *J Pediatrics* **133** : 450-452, 1998.
27) Wang X, Kuivaniemi H, Bonavita G, et al. : CARD15 mutations in familial granulomatosis syndromes : a study of the original Blau syndrome kindred and other families with large-vessel arteritis and cranial neuropathy. *Arthritis Rheum* **46** : 3041-3045, 2002.
28) Emaminia A, Nabavi M, Mousavi NM : Central nervous system involvement in Blau syndrome : a new feature of the syndrome? *J Rheumatol* **34** : 2504-2505, 2007.
29) Mourad F, Tang A : Sinus of valsalva aneurysm in Blau's syndrome. *J Cardiothorac surg* **5** : 16, 2010.
30) Inoue Y, Kawaguchi Y, Shimojo N, et al. : A case of infantile Takayasu arteritis with a p. D382E NOD2 mutation : an unusual phenotype of Blau syndrome/early-onset sarcoidosis? *Mod Rheumatol* **23** : 837-839, 2013.
31) Khubchandani RP, Hasija R, Touitou I, et al. : Blau arteritis resembling Takayasu disease with a novel NOD2 mutation. *J Rheumatol* **39** : 1888-1892, 2012.
32) Häfner R, Vogel P : Sarcoidosis of early onset. A challenge for the pediatric rheumatologist. *Clin Exp Rheumatol* **11** : 685-691, 1993.
33) Masel G, Halbert A : Blau syndrome presenting with ichthyosis. *Australas J Dermatol* **46** : 29-32,

2005.
34) Ukae S, Tsutsumi H, Adachi N, et al. : Preschool sarcoidosis manifesting as juvenile rheumatoid arthritis : a case report and a review of the literature of Japanese cases. *Acta Paediatr Jpn* **36** : 515-518, 1994.
35) Sakurai Y, Nakajima M, Kamisue S, et al. : Preschool sarcoidosis mimicking juvenile rheumatoid arthritis : the significance of gallium scintigraphy and skin biopsy in the differential diagnosis. *Acta Paediatr Jpn* **39** : 74-78, 1997.
36) 近藤直実，平家俊男 編：自己炎症性疾患・自然免疫不全症とその近縁疾患．診断と治療社，東京，2012.
37) Fink CW, Cimaz R : Early onset sarcoidosis : not a benign disease. *J Rheumatol* **24** : 174-177, 1997.
38) 武井修治：若年発症サルコイドーシス/Blau症候群．アレルギー・免疫 **20** : 1438-1446, 2013.
39) Milman N, Andersen CB, Hansen A, et al. : Favourable effect of TNF-alpha inhibitor (infliximab) on Blau syndrome in monozygotic twins with a de novo CARD15 mutation. *APMIS* **114** : 912-919, 2006.
40) Simonini G, Xu Z, Caputo R, et al. : Clinical and transcriptional response to the long-acting interleukin-1 blocker canakinumab in Blau syndrome-related uveitis. *Arthritis Rheum* **65** : 513-518, 2013.
41) Yasui K, Yashiro M, Tsuge M, et al. : Thalidomide dramatically improves the symptoms of early-onset sarcoidosis/Blau syndrome : its possible action and mechanism. *Arthritis Rheum* **62** : 250-257, 2010.
42) Martin TM, Zhang Z, Kurz P, et al. : The NOD2 defect in Blau syndrome does not result in excess interleukin-1 activity. *Arthritis Rheum* **60** : 611-618, 2009.

〔佐藤 貴史，神戸 直智〕

6 PAPA症候群

A 疾患概念

 pyogenic arthritis, pyoderma gangrenosum, and acne(PAPA)症候群は1997年に報告された①無菌性化膿性関節炎，②壊疽性膿皮症，③囊腫性痤瘡を3徴候とする常染色体優性遺伝形式のまれな遺伝性自己炎症症候群である[1]．2002年にproline-serine-threonine phosphatase interacting protein 1(PSTPIP1)遺伝子の機能獲得型変異がこの疾患の原因であることが明らかにされた[2]．PAPA症候群に認められる代表的PSTPIP1変異はexon 10のA230Tとexon 11のE250Qであるが，exon 11のE250Kなどの報告もある[3]．

B 病態生理

 PSTPIP1はCD2-binding protein 1(CD2BP1)ともよばれ，15q24に位置している．血液細胞に高発現するアダプター蛋白で，proline-, glutamic acid-, serine-, and threonine-rich (PEST)family of protein tyrosine phosphatase(PTP)(PTP-PEST)に結合する分子として同定された[4]．PSTPIP1はFes/CIP4 homology(FCH)domain, coiled-coil(CC)domain, SRC Homology 3(SH3)domainからなる．さまざまな蛋白と結合しており，CC domainにはPTP-PEST，pyrinが，SH3 domainにはc-Abl, Wiskott-Aldrich syndrome protein(WASP), cluster of differentiation 2(CD2), FasLなどの分子が会合している．PAPA症候群患者においてはPSTPIP1のCC domainに変異が多く報告されている．この領域に変異が生じることでPTP-PESTとの結合が阻害され，PSTPIP1の344番目のチロシンの過リン酸化が起こり，pyrinとの結合性は亢進する．その結果pyrinが集積し，inflammasomeを介してcaspase-1の活性化が起こり，炎症性サイトカインの過剰産生に至ることが病態の1つとして考えられている(図1)．一方IL-1阻害薬が限定的であることや，膿瘍を形成する無菌性炎症が病状の主体であるから，この説のみではすべてを説明できないと考えられる．また，PSTPIP1の変異が同一であっても患者によって症状が異なることからPSTPIP1以外の分子が関係している可能性も示唆されている[5]．

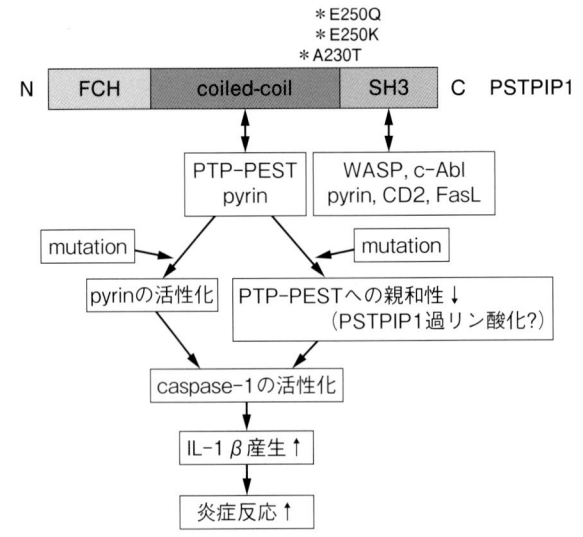

図1 PSTPIP1の機能とPAPA症候群の病態への関与
＊は変異部位を示す．

C 臨床所見

1 症状

　主症状として関節炎，壊疽性膿皮症，嚢腫性痤瘡が認められるが，一人の患者が同時期にすべての症状を呈することはまれである．また患者によって重症度はまちまちで，すべての症状が認められない場合もある．周期性発熱は呈さない．一般的に関節炎は3歳以下で発症し，大関節に生じることが多い．有痛性，化膿性であり好中球の浸潤を伴うが培養は陰性で無菌性である(図2)．再発することが多く，しだいに関節破壊が進行する．

　壊疽性膿皮症は関節炎より後に発症することが多く，わずかな外傷や穿刺を契機とする．下肢に起こりやすく，再発を繰り返し，しだいに潰瘍性変化が強くなる(図3)．

　嚢腫性痤瘡は思春期頃から認められることが多い(図4)．難治性であり外用抗菌薬に反応しない．脾腫，溶血性貧血，血小板減少や，炎症性腸疾患の合併する症例(図5)も報告されている[6]．その他に臓器障害や注射部位の膿瘍形成(pathergy)，アフタ性口内炎なども認められることがある．

2 検査所見

　血液検査では，CRPの上昇やIL-1βの軽度上昇が認められる．また，血中好中球酵素であるエラスターゼやラクトフェリン，ミエロペルオキシダーゼの上昇が認められる．

　関節穿刺，皮膚病変組織検査では化膿性で好中球の浸潤がみられるが，培養は陰性で無菌性

6 PAPA症候群　93

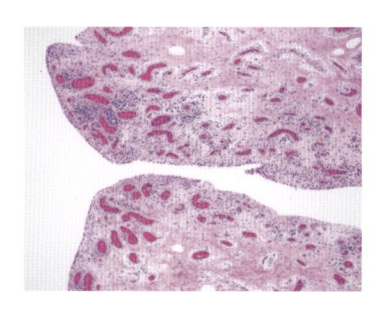

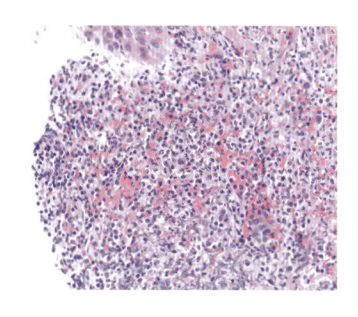

図2　関節炎の滑膜病理組織像（HE染色）
好中球主体の炎症細胞浸潤と間質への赤血球漏出を認める．
［写真提供：天理よろづ相談所病院　石丸裕康先生，藤田久美先生］

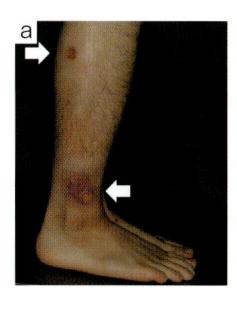

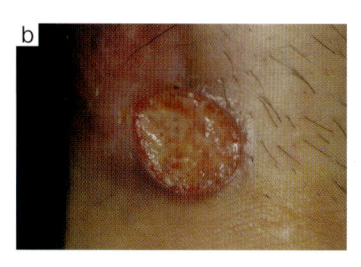

図3　壊疽性膿皮症
a：下肢に好発し再発を繰り返す．
b：aの下の矢印の拡大写真．
［写真提供：久留米大学　夏秋洋平先生］

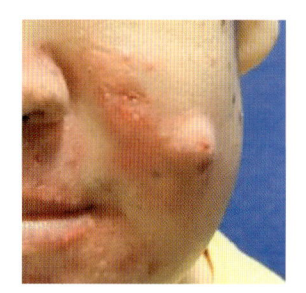

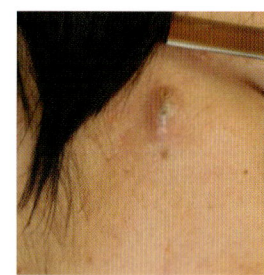

図4　囊腫性ざ瘡
［写真提供：東京医科歯科大学　窪田哲朗先生，天理よろづ相談所病院　伊賀那津子先生］

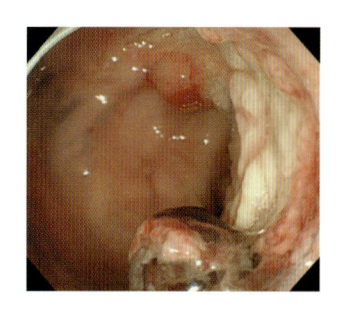

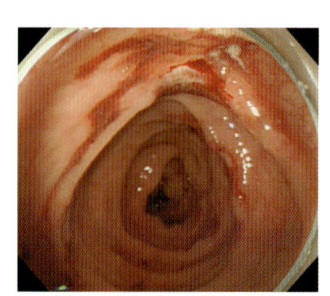

図5　PAPA症候群で認められた炎症性腸疾患
［写真提供：くるめ病院外科　岩本一亜先生］

である．遺伝子検査では*PSTPIP1*に変異が認められる．変異部位については後述する．

3　画像

関節炎を繰り返す症例では，X線で変形性関節症様の骨硬化像がみられる．

D　診断

診断フローチャートを図6に提示する．

小児期から発症する反復性の化膿性無菌性関節炎や，思春期前後よりみられる壊疽性膿皮症，重症嚢腫性痤瘡が認められた場合にPAPA症候群を疑う．また，常染色体優性遺伝形式をとるため，家族歴も参考となる．ただし孤発例も存在することに注意する．検査所見は参考になることはあるが特異的なものはない

また鑑別すべき疾患としてベーチェット病や壊疽性膿皮症があげられる．

PAPA症候群が疑われた場合には*PSTPIP1*遺伝子解析を行う．*PSTPIP1*遺伝子解析によりPAPA症候群の疾患関連変異であると確定しているA230T，E250Q，E250Kが認められた場合はPAPA症候群の確定診断となる．G258Aは壊疽性膿皮症患者より同定された変異である．R52Qは壊疽性膿皮症関連とされるが一方rare SNPでもある．壊疽性膿皮症では関節リウ

```
●臨床的疑い例
　①3歳以下から発症する反復性化膿性無菌性関節炎
　　（多 or 少関節，対称 or 非対称）*
　②思春期前後よりの壊疽性膿皮症，重症膿腫性痤瘡**
　③常染色体優性遺伝を示唆する家族歴（ただし，孤発例も存在する）
　　*関節炎は外傷により惹起されることがある．
　　**初期にワクチン接種などの際に注射部位に膿疱ができる過敏反応(pathergy)も参考となる．
●参考検査所見
　特徴的なものはないが，CRP高値，血中IL-1βの軽度上昇，血中好中球酵素（エラスターゼ，MPOなど）の上昇を認める．
　TNFαは正常とされる．
●鑑別診断
　ベーチェット病，壊疽性膿皮症(IBD, SLE, lymphomaなどを合併しpathergyを呈する)．
```

↓
*PSTPIP1*遺伝子解析

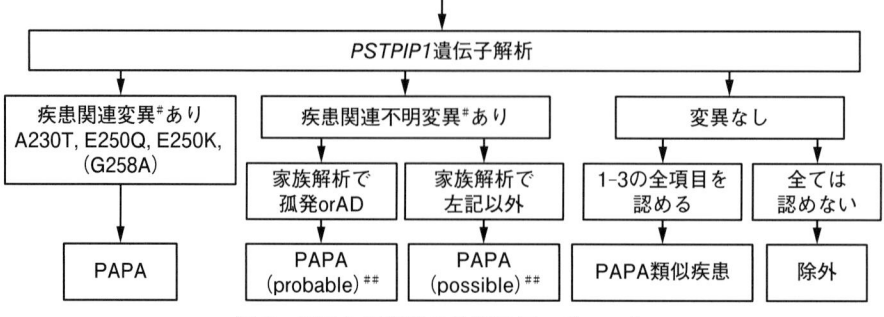

疾患関連変異#あり A230T, E250Q, E250K, (G258A)	疾患関連不明変異#あり		変異なし	
	家族解析で孤発orAD	家族解析で左記以外	1-3の全項目を認める	全ては認めない
PAPA	PAPA (probable)##	PAPA (possible)##	PAPA類似疾患	除外

図6　PAPA症候群の診断フローチャート

\#：疾患関連変異とは疾患関連性が確定された変異をさす．
\#：遺伝子変異の疾患関連性に関しては専門家に相談する．
\#\#：今後，PSTPIP1の機能異常を検証する検査の立ち上げが必要．

マチや炎症性腸疾患を合併することもあり，PAPA症候群と壊疽性膿皮症は類似疾患であるとも考えられている．L98Pはchronic multifocal osteomyelitsで報告されている．

現在までに20以上の変異がリストアップされる中，真のPAPA関連変異を確定することは今後の重要な課題である．臨床症状・所見は何よりも重要であり，診断にあたっては遺伝子解析も含め専門家に相談する．

*PSTPIP1*に疾患関連の不明な変異が認められた場合はPAPA症候群の可能性ありととらえておく．特に症状がそろい，常染色体優性遺伝形式をとる場合（や孤発例）ではその可能性が高くなる．他の遺伝形式をとる場合には機能獲得変異以外を考える必要も生じ，直線的な解釈は困難になる．いずれにせよ変異と疾患の関連性を明らかにするためには，今後*PSTPIP1*の機能異常を検証する検査の立ち上げが必要である．一方，臨床所見や家族歴からPAPA症候群が疑われるが*PSTPIP1*変異を認めない症例もあり，こちらは未知の遺伝子変異によるPAPA症候群（PAPA類似疾患）として仮置きすることになる．

E 治療

全身的治療で効果が報告されているものは，非ステロイド性抗炎症剤（NSAID），ステロイド剤，メトトレキサート，カルシニューリン阻害剤（タクロリムス，シクロスポリン），TNF阻害薬やIL-1阻害薬などの生物学的製剤があるが，患者により反応性は異なる．ダプソン（diamino-diphenyl sulfone），エトレチナート（チガソン®），ビタミンAなどが試みられることもある．サリドマイド，コルヒチンは無効である．皮膚科医師と連携した局所の軟膏療法や，局所への刺激回避などの生活指導もきわめて重要である．

F 臨床経過・予後

生命予後は比較的良好であるとされているが，長期投与によるステロイド剤の副作用，またさまざまな合併症が報告されている．

謝　辞：本章を執筆するにあたり，天理よろづ病院　石丸裕康先生，久留米大学　夏秋洋平先生，東京医科歯科大学　窪田哲朗先生，くるめ病院外科　岩本一亜先生に貴重な写真を提供して頂きました．心より感謝いたします．

文　献

1) Lindor NM, Arsenault TM, Solomon H, *et al.*：A new autosomal dominant disorder of pyogenic sterile arthritis, pyoderma gangrenosum, and acne：PAPA syndrome. *Mayo Clin Proc* **72**：611-615, 1997.
2) Wise CA, Gillum JD, Seidman CE, *et al.*：Mutations in CD2BP1 disrupt binding to PTP PEST and are responsible for PAPA syndrome, an autoinflammatory disorder. *Hum Mol Genet* **11**：961-969, 2002.
3) Demidowich AP, Freeman AF, Kuhns DB, *et al.*：Brief report：genotype, phenotype, and clinical course in five patients with PAPA syndrome（pyogenic sterile arthritis, pyoderma gangrenosum, and acne）. *Arthritis Rheum* **64**：2022-2027, 2012.
4) Spencer S, Dowbenko D, Cheng J, *et al.*：PSTPIP：A tyrosine phosphorylated cleavage furrow-associated protein that is a substrate for a PEST tyrosine phosphatase. *J Cell Bio* **138**, 845-860.
5) Smith EJ, Allantaz F, Bennett L, *et al.*：Clinical, molecular, and genetic characteristics of PAPA syndrome：a review. *Curr Genomics* **11**：519-527, 2010.
6) Yamamoto A, Morio T, Kumaki E, *et al.*：A case of pyogenic sterile arthritis, pyoderma gangrenosum, and acne（PAPA）syndrome accompanied by nephrosclerosis, splenomegaly and intestinal lesions. *J Genet Syndr Gene Ther* **4**：183, 2013.

〈熊木　恵里，森尾　友宏，井田　弘明〉

7 周期性発熱・アフタ性口内炎・咽頭炎・頸部リンパ節炎症候群(PFAPA)

A 疾患概念

　周期性発熱・アフタ性口内炎・咽頭炎・頸部リンパ節炎症候群(periodic fever, aphthous stomatitis, pharyngitis, cervical adenitis：PFAPA)は，口内炎，頸部リンパ節炎，扁桃炎・咽頭炎を伴う発熱発作を反復する原因不明の自己炎症症候群である．1987年にMarshallらにより「Syndrome of periodic fever, pharyngitis, and aphthous stomatitis」として12症例がはじめて報告され[1]，1989年にPFAPAと命名された[2]．その後同様の患者が散見されるようになり，1999年Thomasらによって診断基準が確立された(**表1**)[3]．5歳以下に発症することが多く，月に1回1週間以内の高熱を反復し，CRPなどの炎症検査所見がきわめて高値になる．以下に述べる随伴症状も特徴的で，同じ周期性発熱の家族性地中海熱(familial Mediterranean fever：FMF)にみられる激しい腹痛，胸背部痛，関節痛はない．また，他の自己炎症症候群で認められる皮疹は出現しない．**表1**の補助項目で示す通り，家族歴から浸透率の低い単一あるいは複数の遺伝子異常が示唆される．なぜ周期的に発熱するかについてはその誘因は不明である．FMFの女性患者では，半数以上で月経が発作の誘因になっている．筆者らも成人発症PFAPAで月経時に発症している女性を経験している．また，常在菌であるインフルエンザ桿菌が検出されたり，溶連菌感染やインフルエンザ感染との併発をまれに経験することから，微生物感染が発作発症の誘因になっている可能性がある．

　プレドニゾロンが奏功し，扁桃摘出によってほぼ治癒に至る．また，機序は不明であるが一部でシメチジンが有効である．合併症がなく自然消退するため予後は良好であるが，頻繁の入院や外来通院によって患者家族のQOLはきわめて低下する．

B 病態生理

　自己炎症症候群であり，自然免疫系にかかわるNF-κB経路やインフラマソームの異常が示唆されるが原因は不明である．発作時のmRNA解析では，IL-1関連およびインターフェロン(IFN)誘導性分子群の発現がみられ，蛋白レベルでは，IL-6，IL-18，G-CSF(granulocyte-colony stimulating factor)，IP-10(interferon-gamma-inducible protein-10)，MIG(monokine induced by interferon-gamma)の発現が報告されている[4]．しかしながら，筆者らの発熱時の血清サイトカイン解析では，IP-10，MIG，IL-18の上昇は軽度であり，IL-1β，TNFαの上昇

表1 PFAPAの診断基準

○Thomasの基準
- Ⅰ　5歳以下に発症する発熱の反復
- Ⅱ　上気道感染がなく，以下の症状のうち少なくとも1つを伴う
  - a．アフタ性口内炎
  - b．頸部リンパ節炎
  - c．咽頭炎(扁桃炎)
- Ⅲ　周期性好中球減少症を除外
- Ⅳ　発作間欠期にまったく症状を認めない
- Ⅴ　正常発育および発達

○当科における診断のための補助項目
1. 家族歴(扁桃炎の反復，扁桃摘出，のどが弱く発熱を反復)
2. 発作時に炎症検査所見(CRP，血清アミロイドA)の高値
3. 血清IgD高値
4. 発作時における好中球の活性化(CD64の著明な発現)
5. 副腎皮質ステロイド薬が著効

はみられていない．興味深いことにIFNγが発作早期で一部の患者で上昇していた．H₂ブロッカーは本症の治療に有効であるが，H₂ブロッカーが抗原提示作用を阻害するとの報告があり，これらの所見からT細胞の関与も考えられる．発作時に好中球・単球の活性化が著明で，Fcγ受容体Ⅰ(CD64)の強発現を認める．また，Fcγ受容体Ⅲ(CD16)陽性の単球が一部で認められ，単球の活性化が示唆される．

C　臨床所見

報告例に自験例小児100例の所見を加え述べる．

1　性別，発症年齢

明らかな性差はない．筆者らの検討でも男児56人，女児44人であった(**表2**)．発症年齢は，乳幼児期からが多く，Thomasらの82例の検討では平均発症年齢は2.8歳[3]，Federらの105例の検討では3歳4ヵ月(83%が5歳以下)だった[5]．自験例では平均発症年齢は2.9歳だった．Thomasの診断基準の1項目に「5歳までの発症」があるが，5歳以上の発症も散見され，成人発症例の報告もある[6]．

表2 臨床像(自験例小児100例)

性差(男/女)	56/44
発症年齢(歳)	2.9±1.9
家族歴(%)	56.0
最高体温(℃)	39.7±0.5
発熱周期(月)	1.1±0.4
発熱期間(日)	4.7±1.3

2 発熱

39℃以上の発熱が2～7日間持続するエピソードを，2週～3ヵ月周期で規則的に繰り返すのが特徴である．8日以上の発熱はきわめてまれで，40℃前後の高熱になることが多い．報告例，自験例ともに1ヵ月に1回，4日間持続する発熱が多い(表2)．発熱周期が規則的であるため，家族や患児が発熱発作時期を予想できることもある．

3 全身状態

自験例では発熱しても比較的元気な症例は全体の3分の1であった．発熱発作があるとすぐにぐったりする症例は全体の3分の1であり，これらは入院を繰り返していた．残りの3分の1は発熱初期に全身状態は比較的良好であったが，発作後期に体温が徐々に上昇し39℃以上になるとぐったりするタイプだった．

4 随伴症状

発熱時の随伴症状として，主症状のアフタ性口内炎，頸部リンパ節炎，咽頭炎/扁桃炎のいずれかを認めるが，必ずしもすべてそろうわけではない．また，発作間欠期は無症状であることは特徴な所見である．

①アフタ性口内炎

紅暈を伴う浅いアフタ性病変で，頬粘膜や歯肉，舌に散発する．疼痛は通常軽度で，数日で瘢痕を残さず治癒することが多い．主症状のうち最も頻度が低く，Federらの検討でも38%で[5]，自験例では55.6%だった．口内炎は必ずしも毎回発症せず，数回に1回の頻度でみられることも多い．口内炎の発症には，創傷部をきれいにする好中球の機能異常が関与している．PFAPAはきわめて好中球が活性化するため，何らかの好中球異常を伴い口内炎が生じるものと考えられる．

表3 随伴症状(自験例小児100例)

随伴症状	人/評価人数	割合(%)
咽頭炎/扁桃炎	91/97	93.8
白苔	48/75	64.0
頸部リンパ節腫大	62/99	62.6
口内炎	55/99	55.6
咽頭痛	20/58	34.5
嘔吐	17/65	26.2
頭痛	15/64	23.4

表4 検査所見(発作時)

検査項目	平均
WBC (/μL)	12,600 ± 3,700
Seg (%)	63.9 ± 9.8
Band (%)	3.9 ± 4.5
CRP (mg/dL)	7.5 ± 4.8
SAA (μg/mL)	640.2 ± 381.8

表5 検査所見(IgD値)

IgD (mg/dL)	n	%	平均
≧10	28	36.8	26.4 ± 15.1
<10	48	63.2	3.1 ± 3.0

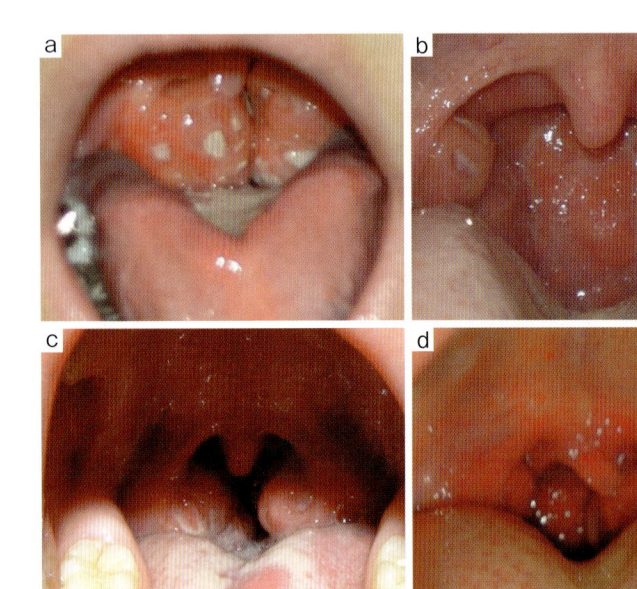

図1 咽頭・扁桃炎の所見

a, b：発熱発作時に扁桃に白苔を認めることが多い．白苔は発熱後期に出現することが多い．
c：PFAPAの白苔はアデノウイルス感染症における扁桃の白苔にきわめて類似している．
d：溶連菌感染症では、咽頭・扁桃に発赤がみられ、口蓋には点状、斑状の出血斑がみられる．

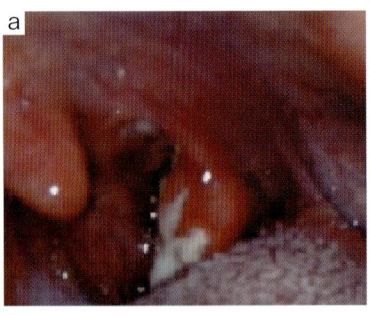

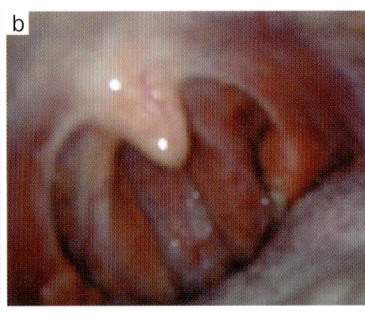

図2 プレドニゾロン内服前後の咽頭・扁桃所見

a：成人発症PFAPA患者でみられた著明な咽頭・扁桃発赤と扁桃の白苔．
b：夕方プレドニゾロン30 mgを内服後、翌朝の咽頭・扁桃所見．

②咽頭炎・扁桃炎

　発熱発作時に咽頭の発赤が著明となり，Federらの検討では85％にみられ[5]，われわれの検討では93.8％に認められた．扁桃炎は白苔を伴う滲出性扁桃炎であることが多く，白苔の付着は発熱後期に徐々に増強する(**図1**)．白苔のみが認められ咽頭・扁桃の発赤が目立たないこともある(**図1a, b**)．白苔の付着した扁桃腺はアデノウイルス感染時の扁桃腺と類似し(**図1c**)，溶連菌感染時とは異なる(**図1d**)．咽頭培養では大多数で起因菌が検出されず，細菌感染との鑑別点になる．

③頸部リンパ節炎

　頸部リンパ節が圧痛を伴って腫脹する左右対称性の非化膿性リンパ節炎である．Federらの検討では62％にみられ[5]，自験例では62.6％だった．直径が数cmに腫大することもあるが，リンパ腫などとの違いは数日で速やかに縮小する．

④その他の随伴症状

　Federらの検討では頭痛44％，嘔吐27％の割合でみられている[5]．自験例では咽頭痛35％，

嘔吐 26％，頭痛 23％の割合でみられた(**表3**)．発作時に他の症状に加え，嘔吐をときどき随伴する患者がみられるが，筆者らは発熱時に難治性の嘔吐のみを反復する患児を2例経験している．咽頭痛も比較的多い随伴症状で，かなり強い痛みを訴える患者も散見される．

5 家族歴

PFAPA は非遺伝性と考えられていたが，最近のヨーロッパからの報告では，84例のPFAPA 患者のうち 45％に周期性発熱，12％に PFAPA の家族歴があり，何らかの遺伝的要因が示唆された[7]．自験例 100例でも，56％で父方あるいは母方どちらかの家系に反復性扁桃炎などの周期性発熱の家族歴，あるいは同胞例の家族歴があった．1世代おいて発症することもあり，浸透率の低い単一あるいは複数の常染色体優性遺伝子異常を筆者らは考えている．このような特異な家族歴は診断に有用であるといえる．

6 検査所見

発熱時に著明な CRP と血清アミロイド A(SAA)の上昇が認められ，白血球数の増多や血沈の亢進がみられる(**表4**)．白血球増多は核の左方移動を伴わず，細菌感染症で認められるプロカルシトニンの上昇はない．炎症検査所見は発作間欠期には正常化する．自験例では，血清 IgD 値の上昇を 36.8％に認めた．上昇していた患児における IgD 値の平均は 26.4 mg/dL と高値であった(**表5**)．IgD の上昇する疾患は，ベーチェット病，スイート病，高 IgD 症候群(hyper-immunoglobulinemia D periodic fever syndrome：HIDS)など限られており，IgD 値の異常はPFAPA の診断に有用である．免疫系における IgD の役割は不明である．IgD は血清中には微量であるが，一部の B 細胞には強く発現している．IgD はナイーブ B 細胞と IgM メモリー B 細胞の表面に発現がみられ，クラススイッチを起こした記憶 B 細胞ではその発現が消失することから，クラススイッチの誘導に関与している可能性が示唆される．また，IgD は自己炎症症候群で上昇することから，炎症経路に関与している可能性がある．

7 成人発症例

筆者らが経験した成人発症の6例は，男性4人，女性2人で，発症平均年齢 24.7 歳，診断時年齢は 36 歳であった．発熱周期は 1.5 ヵ月に 1 回，発熱期間は 5.3 日であった．小児 PFAPAに比べ発作間隔が長い印象がある．小児 PFAPA と同様に，咽頭・扁桃炎，頸部リンパ節腫大，口内炎，咽頭痛などを随伴し，プレドニゾロンが奏功した(**図2**)．成人例は認知度が低いため，原因不明の発熱疾患として多くの病院を受診することが多く，早期診断治療が望まれる．

D 鑑別診断・診断

　初発時は細菌性の急性扁桃炎や急性咽頭炎とは区別できない．免疫不全症で生じる感染症の反復罹患や自己免疫疾患は除外する．免疫不全症が基盤にある感染症では，感染症が遷延し治療に難渋する．発熱を繰り返す自己炎症症候群としてFMF，特にFMF variants（非典型例）との鑑別が重要である．FMFは，漿膜炎などを反復する自己炎症症候群で，典型例と非典型例（不完全型）に分類される．FMF variants（非典型例）に随伴してPFAPA症状を呈した場合は，扁桃摘出しても発作が改善せず治癒しないといった特徴を有する[8]．また，発熱期間が長い点が異なるが，TNF受容体関連周期性症候群（TNF-receptor-associated periodic syndrome：TRAPS）も鑑別疾患にあげられる．発熱期間がほぼ一致するHIDSも鑑別疾患にあげられるが，炎症検査所見が正常化しない点で鑑別できる．PFAPAでは血清IgDが高値となることがあるため，乳児期早期に発症し，炎症検査所見が改善しない場合は，発作時の尿中メバロン酸測定やHIDSの責任遺伝子である*MVK*遺伝子解析などが必要となる場合もある．その他の周期性発熱を呈する疾患として，周期性好中球減少症，ベーチェット病，全身型若年性特発性関節炎，炎症性腸疾患なども鑑別疾患に含まれる．

　表1のThomasの診断基準はスクリーニングには有用であるが，確定診断には不十分である．特に除外診断が困難な感染症の反復とは区別ができない．筆者らは，家族歴，白苔が付着する扁桃炎，血清IgD値の上昇は本症に特異的で診断に有用と考えている．CRP値もほぼ全例で高値（>5 mg/dL）になるため参考になる．しかしながら，血液採取時期によって値が異なるため，軽度上昇の場合は時相を変えて再検する必要がある．また，プレドニゾロンの頓服はほぼ全例で有効なため，確定診断が困難なときは診断目的で投与している．さらに，限られた施設でのみ測定が可能ではあるが，CD64発現を指標とした好中球の活性化は診断の根拠となる．

E 治療

　発熱時に全身状態が良好で元気のよい場合は無治療で経過観察している．扁桃摘出は，手術による侵襲があるもののきわめて有効であり，摘出後はほとんど発症しない[9,10]．シメチジン10〜20 mg/kg/日，分2の連日内服は，自験例では53%で有効だが，30〜60%で有効との報告がある[11]．われわれは，20 mg/kg/日，分2で処方しているが，施設による有効率の違いは投与量の違いによる可能性がある．発熱時にプレドニゾロン0.5〜1 mg/kgの頓服は全例で解熱して全身状態の改善に有効であるが，発作間隔が短縮する欠点がある．発作時の抗IL-1製剤（anakinra，日本未承認）の皮下注によって，発熱発作の改善が認められているが[4]，本邦では保険適応外である．根治が期待できる扁桃摘出をどの時期に施行するか，本症が自然消退することがあることを念頭に置き，その適応基準を設定することが今後必要であろう．

F 臨床経過・予後

予後は良好で重症な合併症は少ない[2].自験例でも,特定の疾患に併発することがあるものの,PFAPAの経過中に重篤な合併症を伴った例はない.軽症例は数年で治癒する印象があるが,一般的には8年程度で自然寛解するといわれている.しかしながら,まれに長期的に持続する例,成人まで持続する例,小児期に扁桃摘出で治癒し成人で再燃した例,成人発症で長期的に持続する例などがみられている.今後は自験例を含め長期予後を検討していくことが肝要と思われる.

文献

1) Marshall GS, Edwards KM, Butler J, et al.：Syndrome of periodic fever, pharyngitis, and aphthous stomatitis. *J Pediatr* **110**：43-46, 1987.
2) Marshall GS, Edwards KM, Lawton AR：PFAPA syndrome. *Pediatr Infect Dis J* **8**：658-659, 1989.
3) Thomas KT, Feder HM Jr, Lawton AR, et al.：Periodic fever syndrome in children. *J Pediatr* **135**：15-21, 1999.
4) Stojanov S, Lapidus S, Chitkara P, et al.：Periodic fever, aphthous stomatitis, pharyngitis, and adenitis(PFAPA)is a disorder of innate immunity and Th1 activation responsive to IL-1 blockade. *Proc Natl Acad Sci USA* **108**：7148-7153, 2011.
5) Feder HM, Salazar JC：A clinical review of 105 patients with PFAPA(a periodic fever syndrome). *Acta Paediatr* **99**：178-184, 2010.
6) Cantarini L, Vitale A, Bartolomei B, et al.：Diagnosis of PFAPA syndrome applied to a cohort of 17 adults with unexplained recurrent fevers. *Clin Exp Rheumatol* **30**：269-271, 2012.
7) Cochard M, Clet J, Le L, et al.：PFAPA syndrome is not a sporadic disease. *Rheumatology (Oxford)* **49**：1984-1987, 2010.
8) Ryan JG, Masters SL, Booty MG, et al.：Clinical features and functional significance of the P369S/R408Q variant in pyrin, the familial Mediterranean fever protein. *Ann Rheum Dis* **69**：1383-1388, 2010.
9) Burton MJ, Pollard AJ, Ramsden JD：Tonsillectomy for periodic fever, aphthous stomatitis, pharyngitis and cervical adenitis syndrome(PFAPA). *Cochrane Database Syst Rev*：CD008669, 2010.
10) Peridis S, Koudoumnakis E, Theodoridis A, et al.：Surgical outcomes and histology findings after tonsillectomy in children with periodic fever, aphthous stomatitis, pharyngitis, and cervical adenitis syndrome. *Am J Otolaryngol* **31**：472-475, 2010.
11) Feder HM Jr：Cimetidine treatment for periodic fever associated with aphthous stomatitis, pharyngitis and cervical adenitis. *Pediatr Infect Dis J* **11**：318-321, 1992.

〈古本 雅宏,上松 一永〉

8 中條-西村症候群(NNS)

A 疾患概念

1939年に東北帝国大学医学部皮膚科泌尿器科の中條が血族婚家系に生じた兄妹例を「凍瘡ヲ合併セル続発性肥大性骨骨膜症」として報告したのが，中條-西村症候群（Nakajo-Nishimura syndrome：NNS）の最初の記載とされる（図1）[1]．凍瘡と骨膜肥厚を伴うばち状指を特徴とし，心不全に基づく末梢循環障害が原因として想定された．さらに1950年に血族婚の2家系に生じた3症例も同じ疾患だとして中條の報告を引用し，原発性の遺伝性疾患である可能性を指摘したのが，和歌山県立医科大学皮膚科泌尿器科の西村らである[2]．その後も主に関西から報告が続き，1985年に喜多野らが自験4症例を含む8家系12症例をまとめ，本邦以外で報告のない新しい疾患"a syndrome with nodular erythema, elongated and thickened fingers, and emaciation"としてはじめて英文で報告した[3]．1988年刊行の現代皮膚科学体系にも「凍瘡様皮疹を伴う骨骨膜症」として掲載されている[4]．

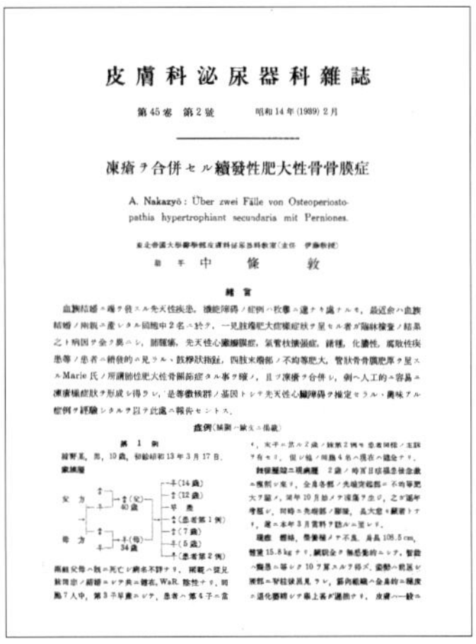

図1 1939年に報告された中條の論文「凍瘡ヲ合併セル続発性肥大性骨骨膜症」

(中條　敦：凍瘡ヲ合併セル続発性肥大性骨骨膜症．皮泌誌 45：77-86，1939[1])

内科領域からも，膠原病類似疾患あるいは特殊な脂肪萎縮症として関東，東北の症例が報告され，皮膚科領域からの報告例と合わせ，新しい疾患"hereditary lipo-muscular atrophy with joint contracture, skin eruptions and hyper-γ-globulinemia"として，新潟大学神経内科の田中らが1991年に日本医事新報，さらに1993年にInternal Medicine誌に発表した[5,6]．一方，小児例を集めた報告は1986年の和歌山県立医科大学の杉野らの学会報告のみであり，早期診断が困難な疾患であることがうかがわれる[7]．

その後20年を経て，杉野らは本疾患における周期性発熱と地域的偏りに着目し，遺伝性自己炎症症候群の代表である家族性地中海熱（familial Mediterranean fever：FMF）を模して「家族性日本熱（familial Japanese fever）」という疾患名を提唱した[8]．さらに，2009年に本疾患が本邦固有の希少難治性疾患として厚生労働科学研究費補助金難治性疾患克服研究事業の研究奨励分野177疾患の1つに採択された際に，本疾患を発見した2名の皮膚科医の名前を冠した「中條-西村症候群」との疾患名がはじめて正式に用いられた[9,10]．

これら新しい観点からの本疾患の認知に基づき，和歌山の症例を中心とした責任遺伝子の探索が行われ，免疫プロテアソームのサブユニットをコードする*PSMB8*遺伝子のホモ変異によるプロテアソーム機能不全が原因であることが2011年に報告された[11]．東北の症例の解析を進めていた別のグループによっても，同じ遺伝子変異がほぼ同時期に同定されている[12]．一方，NNSは長く本邦特有とされてきたが，2010年になって，アメリカからjoint contractures, muscular atrophy, microcytic anemia and panniculitis-associated lipodystrophy (JMP)症候群，スペインからchronic atypical neutrophilic dermatosis with lipodystrophy and elevated temperature (CANDLE)症候群という，臨床的に本疾患と酷似した疾患が報告され，さらに，これらの疾患においても，プロテアソーム機能を低下させる*PSMB8*遺伝子の異なる変異が同定された[13〜16]．

これらの結果より，NNS，JMP症候群，CANDLE症候群を合わせて，*PSMB8*変異による遺伝性プロテアソーム機能不全症という，遺伝性自己炎症症候群の新たなカテゴリーが誕生した[17]．国際的なヒト遺伝子と遺伝疾患のオンラインカタログである「Online Mendelian Inheritance in Man：OMIM」には，従来Nakajo syndromeと登録されていたOMIM#256040に，これら3疾患を合わせた新たな疾患概念として，autoinflammation, lipodystrophy, and dermatosis (ALDD)症候群という名称が新たに登録されている．

B 病態生理

本疾患患者5名と非罹患兄弟3名の末梢血から抽出したゲノムDNAについて，全ゲノムsingle nucleotide polymorphism (SNP)タイピングによりホモ接合部をマッピングした結果，患者に共通にホモ接合が連続し，かつ非罹患兄弟にホモ接合が連続しない領域として，染色体6p21.31-32上の1.1 Mb領域が同定された．含まれる53遺伝子の全exonをシーケンスし，健常人には存在せず患者にのみホモ接合で存在する有意な変異として唯一見出されたのが，*PSMB8*遺伝子exon 5にある602番目のグアニンのチミンへの変異（c.602G＞T）で，これは201番目のグリシンをバリンに置換させるミスセンス変異（G201V）であった[11]．検索された患者すべてにc.602G＞T変異のホモ接合を認めるとともに，変異の前後約30 kbのゲノム領域にあるSNPすべてがホモ接合であり，強い創始者効果を認めた．一方，JMP症候群の3例とCANDLE症候群の5例にT75M変異のホモ接合[15,16]，CANDLE症候群の2例にそのヘテロ接合，ユダヤ人1症例にC135X変異，バングラデシュ人1症例にM117V変異のホモ接合がみられ，変異のない症例も報告されている[16,18]．

プロテアソームは，ポリユビキチン化された蛋白質を分解することに特化した細胞質内プロテアーゼ複合体であり，7個のαサブユニットからなるリングと7個のβサブユニットからなるリングが2個ずつ縦に重なった20Sコアユニットに19S制御ユニットが合わさることで，26Sプロテアソーム複合体を形成する[19]．このユビキチン-プロテアソーム系は非リソソーム系細胞内蛋白質分解の多くを担当し，不要な蛋白質の処理や蛋白質の品質管理だけでなく，細胞周期や遺伝子修復，さらにNF-κB活性化に代表されるシグナル伝達など，さまざまな細胞機能

に関与する．プロテアソーム構成サブユニットのうち，β1，β2，β5 が蛋白質分解活性をもつが，それらの代わりに誘導型の β1i，β2i，β5i サブユニットが組み込まれた免疫プロテアソームは，免疫担当細胞において恒常的に発現し，またインターフェロン（IFN）γ などの刺激によってそのほかの体細胞にも発現が誘導され，major histocompatibility complex（MHC）クラス I 提示に適したペプチドを効率よく産生するとされる[20]．

　PSMB8 遺伝子はこの β5i サブユニットをコードする．β5i は成熟過程で N 末端側 72 アミノ酸が切断されるため，NNS で変異のある 201 番目のグリシンは 129 番目となる．分子立体構造のコンピューターシミュレーション解析により，このグリシンがバリンに置換することによって，近接する活性中心である 73 番目（切断後 1 番目）のスレオニン（Thr73）と 105 番目のリジン（Lys105）の位置が変化し，その酵素活性が影響を受けること，さらに隣接する β4，β6 サブユニットとの境界面の立体構造が変化することによって，免疫プロテアソーム複合体の形成にも影響が出ることが予想された[11]．JMP 症候群と CANDLE 症候群でみられる変異のうち，C135X 変異もシミュレーション解析にて活性中心と複合体形成の双方に影響が出ると予想されるのに対し，T75M 変異は Thr73 のすぐ近傍にあることから活性中心のみに影響すると考えられる[15,16]．

　実際，NNS 患者由来不死化 B 細胞から抽出した蛋白質分画を用いたプロテアソーム酵素活性の検討にて，β5i に由来するキモトリプシン様活性の著明な低下とともに，β1i と β2i に由来するカスパーゼ様とトリプシン様活性の低下を認めた．興味深いことに，変異をヘテロ接合でもつ患者の親においては，無症状ながら，各酵素活性は患者と健常者の中間値であった[11]．一方，T75M 変異をもつ JMP 症候群患者においては，キモトリプシン様活性のみ低下を認めた[15]．立体構造解析で予想された通りであるが，この違いが両疾患の病態形成にどう影響しているのかは不明である．

　NNS においては，プロテアソーム機能低下の結果として，患者由来不死化 B 細胞・初代培養線維芽細胞ともに，健常者由来細胞に比べてユビキチン化蛋白質と酸化蛋白質が多く貯留していた[11]．また患者皮疹部組織に浸潤する CD68 陽性細胞に強いユビキチンの蓄積を認めた[11]．

　プロテアソームが inhibitor of NF-κB（IκB）の分解に必須であることから，NNS 患者では NF-κB の活性化不全が生じている可能性が想定されたが，患者由来初代培養線維芽細胞を用いた解析にて健常者由来細胞と有意な差は認められなかった[11]．むしろ，mitogen-activated protein（MAP）キナーゼ経路の検討により，患者由来線維芽細胞と末梢血単核球双方においてリン酸化 p38 の核での蓄積を認めたことから，この経路が炎症発現にかかわることが示唆された[11]．さらに，NNS 患者血清中サイトカイン濃度を網羅的に検討した結果，インターロイキン（IL）-6，ケモカインの IFNγ-inducible protein（IP）-10，monocyte chemoattractant protein（MCP）-1，増殖因子の granulocyte-colony stimulating factor（G-CSF）が健常者に比べて有意に高値であり，特に IL-6 は，患者由来線維芽細胞の培養液中においても健常者由来細胞に比べ無刺激にて有意に高く，その差は TNFα 刺激によってより大きくなった[11]．

　以上の結果から，**図 2** に示すように，NNS ではさまざまなストレス刺激，特にサイトカインや感染などの刺激によってユビキチン化あるいは酸化蛋白質が大量に産生されると，免疫プロ

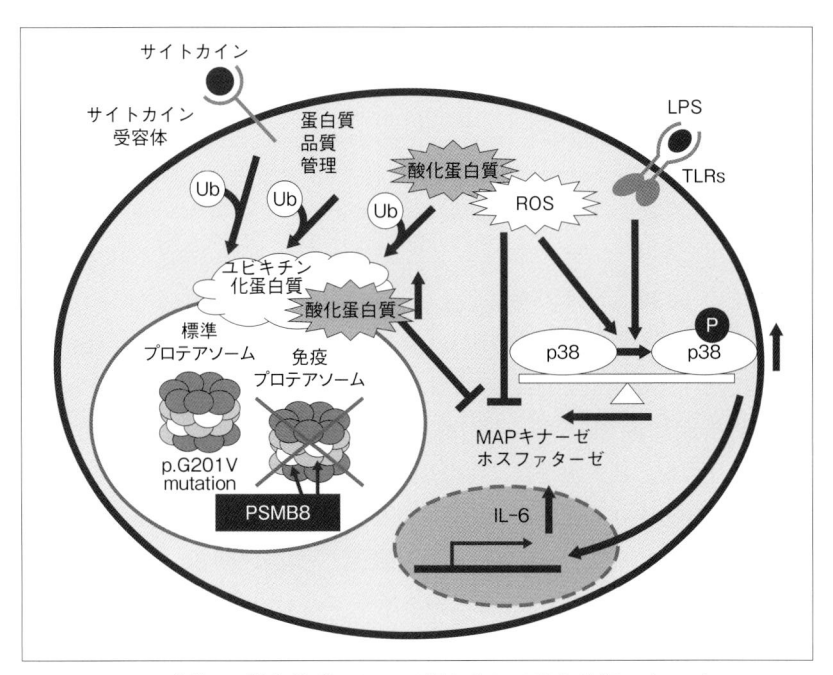

図2 中條-西村症候群において想定される炎症惹起メカニズム

PSMB8 変異のために免疫プロテアソームの機能が低下することによって免疫担当細胞をはじめ各種細胞にユビキチン化・酸化蛋白質が蓄積し，これがストレスとなってp38 MAPキナーゼが活性化し，IL-6をはじめとするサイトカイン産生が亢進する．

(Arima K, Kinoshita A, Mishima H, et al.: Proteasome assembly defect due to a proteasome subunit beta type 8 (PSMB8) mutation causes the autoinflammatory disorder, Nakajo-Nishimura syndrome. *Proc Natl Acad Sci USA* **108**: 14914-14919, 2011[11])を改変)

テアソームによる処理がうまくできず，これらの蛋白質が蓄積することによって，MAPキナーゼの脱リン酸化が抑制されてp38が過剰に活性化し，IL-6の産生が亢進するという病態メカニズムが想定される[11]．

これに対し，CANDLE症候群においては，NNSと同様に患者血清中IL-6とIP-10の高値が認められたが，マイクロアレイを用いたmRNA発現解析にて，IP-10などIFNγによって誘導される一連の遺伝子の発現増強を認め，末梢血単核球をIFNγで刺激した後のシグナル伝達物質であるsignal transducer and activator of transcription (STAT) 1のリン酸化増強が関与すると報告されている[16]．

脂肪萎縮については，JMP症候群では脂肪織炎に伴うものと考えられ，またCANDLE症候群ではエイズ関連脂肪萎縮症との類似性から，脂肪組織からのアディポサイトカインの産生低下と炎症性サイトカインの産生亢進が関与すると予想されている[13,14]．一方Kitamuraらは，培養細胞やマウスを用いた実験で，プロテアソーム機能低下によって脂肪細胞の分化が障害され，脂肪組織が減少することを示し，プロテアソームが脂肪細胞の分化に直接かかわる可能性を示唆している[12]．

C 臨床所見

1 症状

　代表的な NNS の女性患者の臨床像を図3 にまとめた[21]．この症例を含め，報告例の多くに血族婚あるいは家族歴を認める[22]．幼小児期に発症し，その多くが指趾や耳介の凍瘡様紫紅色斑を初発症状とする(図3a)．重度の凍瘡として患者にも医師にも病気としての自覚がないこともある．さらに，凍瘡様紫紅色斑と同時期あるいはやや遅れて，赤くやや膨隆し境界明瞭な硬い結節あるいは浸潤性紅斑として触れる，いわゆる結節性紅斑様皮疹が，体幹・顔面・上肢に不定期に出没を繰り返す(図3b)．遠心性に拡大，融合して環状を呈することも多い．

　発熱は必発ではないが，弛張熱を数日間繰り返す発作を不定期に繰り返すことが多い．寒冷刺激や疲労などが誘因となり，冬季に増悪する．長く節くれだった指と顔面・上肢に強い限局性脂肪(筋肉)萎縮は必発であり，本疾患に最も特徴的といえる(図3c, d)．成長に伴って徐々に明らかとなるが，これを初発症状とする症例もあり，早期から注意が必要である．このほか，眼瞼のヘリオトロープ様紅斑や筋炎，低身長，掌蹠の多汗，足底の重度の鶏眼などが報告されている(図3d, e)．精神発達遅滞を示す症例も報告されているが，本疾患との関連は明らかではない[4]．JMP 症候群ではけいれんを伴う症例があるが，NNS では報告されていない[13]．

2 検査所見

　発熱時に白血球増多，CRP 高値を認めるが，無熱時も CRP 高値を示す例もある．赤沈亢進は必発である．慢性炎症と脾腫に伴い，鉄剤に反応しない鉄欠乏性小球性貧血と血小板低値を認める[22]．γ-グロブリン高値を示し，特に IgG が高値となるが，IgA が低値の例や IgE が異常高値となる例もある[6,22]．発症時には自己抗体は陰性であるが，経過中に抗核抗体が陽性となり，抗 DNA 抗体や ANCA などの自己抗体が検出される例が少なくない．CPK 高値は筋炎に伴うものと考えられ，神経学的検索にて筋原性変化を認める例が多いが，筋萎縮の有無とは必ずしも一致しない．MRI にて巣状の筋炎像を認めた例もある(図4)[21]．

　臓器病変としては，肝脾腫はほぼ必発である．心電図にてさまざまな程度に伝導障害や虚血性変化を認めることが多く，早世あるいは突然死の一つの要因と考えられる．上半身のやせに伴う胸郭形成不全のために拘束性呼吸障害を示す例もあり，心臓への負荷の一因になると考えられる．内分泌学的検索で明らかな異常を認めることはほとんどないが，低身長で成長ホルモンを投与された例もある．

　NNS 患者の凍瘡様あるいは結節性紅斑様皮疹の生検では，真皮全層から脂肪織，ときに筋層に至るまで巣状に血管周囲あるいは付属器，特に汗腺周囲に稠密な炎症細胞浸潤を認める(図5)．浸潤細胞はリンパ球，組織球が主体で，核破砕を伴う好中球や好酸球の浸潤を認める例もある．フィブリノイド壊死を伴う明らかな血管炎を認めることはなく，むしろ内皮細胞の増殖と硝子様物質の沈着を伴う壁の肥厚による内腔の狭窄を認める(図5窓)．浸潤細胞に軽度の異

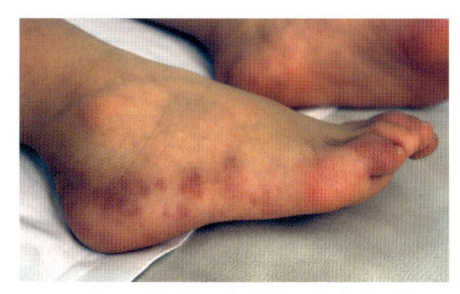

a：右足外側縁の凍瘡様紅斑（5歳時）

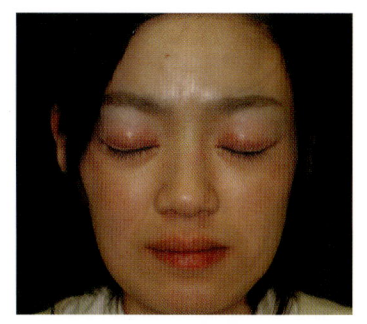

d：ヘリオトロープ様眼瞼紅斑を伴うやせて骨ばった顔貌（27歳時）

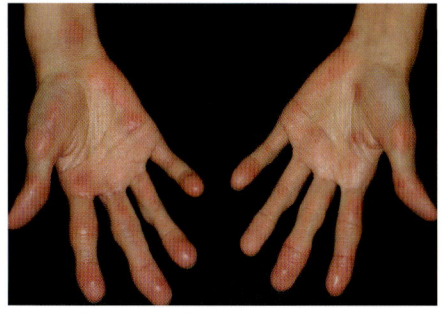

b：右手首，左手掌の結節性紅斑様皮疹（27歳時）

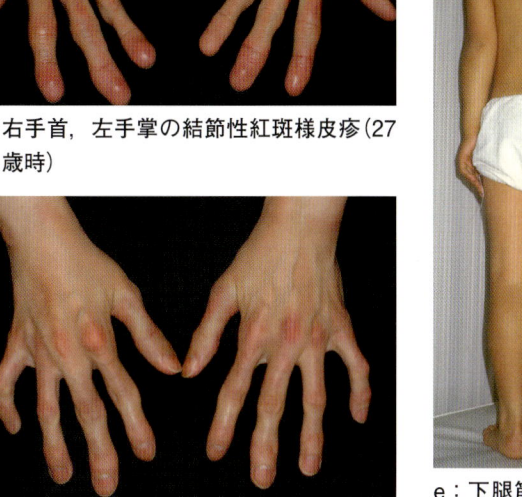

c：長く節くれだった指（27歳時）

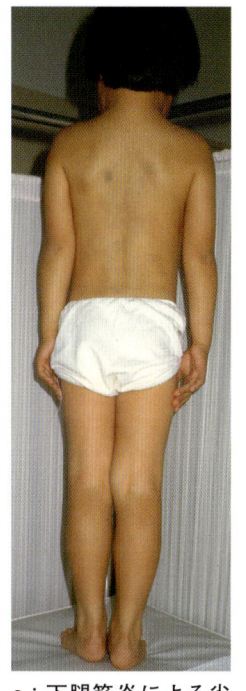

e：下腿筋炎による尖足位（5歳時）

図3 代表的な中條-西村症候群症例の臨床像

(金澤伸雄, 有馬和彦, 井田弘明, 他：中條-西村症候群. 日臨免会誌 34：388-400, 2011[22])

型を認めることもあるが，CD4，CD8，CD68，myeloperoxidase（MPO）陽性細胞をはじめ多彩な細胞が浸潤し，モノクローナリティは認めない[23]．CANDLE症候群でもNNSと同様の皮疹を呈するが，骨髄異形成症候群に伴うスイート病に特徴的な「異型好中球浸潤」すなわち，核異型を伴う単核球と核塵を伴う成熟・未成熟の好中球からなる稠密な細胞浸潤を認め，エラスターゼとMPO陽性の未成熟好中球/骨髄球系前駆細胞と，CD68とCD163陽性の活性化マクロファージが含まれる[14,16]．

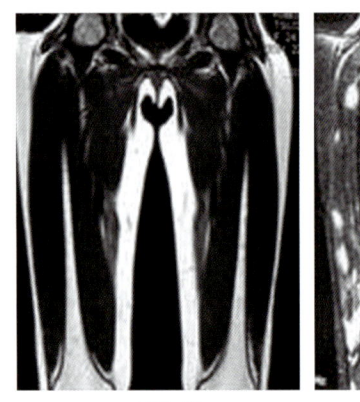

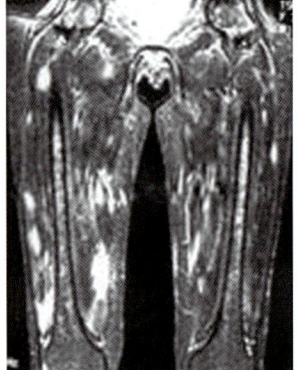

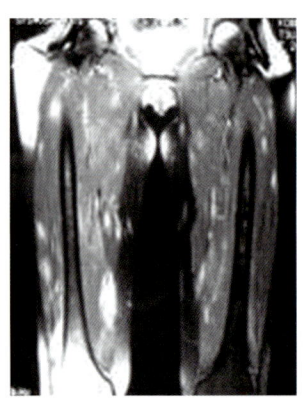

a：T1像　　　　　b：T2像　　　　　c：ガドリニウム強調T1像
図4　大腿筋のMRI像（24歳時）

（Kasagi S, Kawano S, Nakazawa T, et al.：A case of periodic-fever-syndrome-like disorder with lipodystrophy, myositis, and autoimmune abnormalities. *Mod Rheumatol* **18**：203-207, 2008[21]）

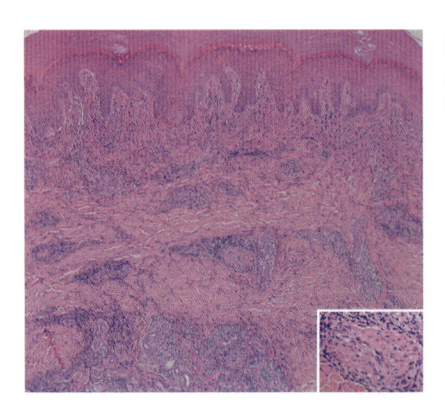

図5　手掌の結節性紅斑様皮疹の病理組織像（27歳時）
（金澤伸雄，有馬和彦，井田弘明，他：中條-西村症候群．日臨免会誌 **34**：388-400，2011[22]）

3　画像

　当初，本疾患の特徴的所見と考えられたレントゲンでの骨膜肥厚像は，その後の報告ではほとんど認められていない[4]．特徴的な節くれ立った外観に対し，拘縮が進行するまでは，レントゲン上も関節裂隙の狭小化や骨融解像を認めず，血中matrix metalloproteinase（MMP）-3値も正常である．痛みを伴うようになると骨シンチで取り込みがみられるようになる（図6）．一方，頭部CTでみられる大脳基底核石灰化はほぼ必発であり，特異度が高いため，本疾患を疑った場合は積極的に検索する必要がある（図7）[8]．

D　診断

　多くの症例に共通する特徴的な8徴候（血族婚・家族内発症，手足の凍瘡様紫紅色斑，繰り返す弛張熱，出没する浸潤性・硬結性紅斑，進行する限局性脂肪筋肉萎縮・やせ，手足の長く節くれだった指・関節拘縮，肝脾腫，大脳基底核石灰化）を選び，そのうち5つ以上を呈し，他疾

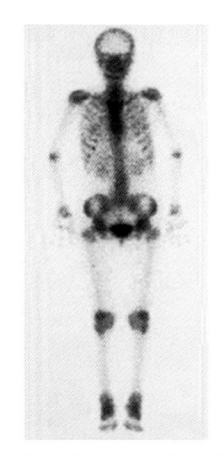

図6　骨シンチにおける関節部異常集積像(24歳時)
(Kasagi S, Kawano S, Nakazawa T, et al.: A case of periodic-fever-syndrome-like disorder with lipodystrophy, myositis, and autoimmune abnormalities. *Mod Rheumatol* 18：203-207, 2008[21])

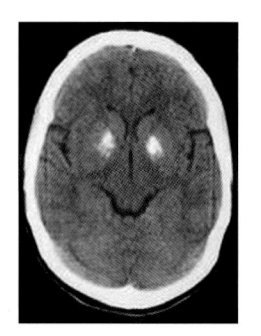

図7　CTでの大脳基底核石灰化(24歳時)
(Kasagi S, Kawano S, Nakazawa T, et al.: A case of periodic-fever-syndrome-like disorder with lipodystrophy, myositis, and autoimmune abnormalities. *Mod Rheumatol* 18：203-207, 2008[21])

患を除外できるものを確定例とする診断基準案が提案されている(**表1**)[22]．

　特徴的な骨張った顔貌はガーゴイル様にもみえ，ムコ多糖症などの先天性代謝異常症の存在を想起させる．脂肪萎縮による特徴的な顔貌と節くれだった指は限局性脂肪萎縮症そのものであるが，この疾患には*LMNA*，*PPARγ*，*AKT2*，*CIDEC*，*ZMPSTE24*などの遺伝子変異による家族性のものと，続発性のものがある[24]．続発性のものは低補体血症を伴うものが大半だが，全身性エリテマトーデス，皮膚筋炎やシェーグレン症候群などの自己免疫疾患に伴う場合も報告されており，NNSとの鑑別が必要である．

　発熱を伴う結節性紅斑を繰り返し，脂肪貪食を伴う小葉性脂肪織炎によって治癒後に陥凹を残す疾患にウェーバークリスチャン病があるが，これも他疾患を除外し慎重に診断する必要がある．まれではあるが，α_1-アンチトリプシン/α_1-アンチキモトリプシン欠損症も脂肪織炎による結節性紅斑を生じる．NNSでは，脂肪織炎を繰り返すことで陥凹が増えてやせるというよりも，末梢から系統的にやせていくのが特徴である．筋力低下と萎縮を伴う筋炎に対し，筋生検の所見より封入体筋炎と診断された例があるが，剖検例にて萎縮した骨格筋内に縁取り空胞を認めたことからも，封入体筋炎との組織学的鑑別は困難と思われる[25]．

　乳幼児期から凍瘡と大脳基底核石灰化を呈する疾患として，*TREX1*などのエキソヌクレアーゼ遺伝子の変異によるエカルディーグティエール症候群(家族性凍瘡様ループス)も鑑別にあげられるが，脂肪萎縮の有無で鑑別される[26]．進行性の脂肪萎縮や重度の鶏眼は早老症であるウェルナー症候群も想起させるが，NNSでは早期発症の白内障や白髪は認めない．

　寒冷で誘発され，一定しない熱型，骨張った顔貌などの共通点から，周期熱を伴う遺伝性自己炎症症候群の中ではクリオピリン関連周期熱症候群に似るが，NNSでは関節炎や難聴などの中枢神経症状を欠き，血清あるいは末梢血培養上清中のIL-1β過剰産生を認めない．

表1 中條-西村症候群臨床診断基準案

① 常染色体劣性遺伝(血族婚や家族内発症あり)
② 手足の凍瘡様紫紅色斑(乳幼児期から冬期に出現)
③ 強い浸潤・硬結を伴う結節性紅斑が出没(環状のこともある)
④ 繰り返す弛張熱(周期熱:必発ではない)
⑤ 手足の長く節くれだった指・関節拘縮
⑥ 進行性の限局性脂肪筋肉萎縮・やせ(顔面・上肢に著明)
⑦ 肝脾腫
⑧ 大脳基底核石灰化

上記8項目中5項目以上陽性で他疾患を除外できれば確定

(金澤伸雄,有馬和彦,井田弘明,他:中條-西村症候群.日臨免会誌 34:388-400, 2011[22])を改変)

表2 遺伝性プロテアソーム機能不全症3疾患の比較

	中條-西村症候群	JMP症候群	CANDLE症候群
血族婚・家族歴	- / +	- / +	- / +
凍瘡様紅斑の発症年齢	2m〜5y	-	- /1m ?
体幹の結節性紅斑	+ / ++	+	+
周期熱の発症年齢	- /3m〜8y	-	1m〜1y
長く節くれだった指	+	+	+
関節拘縮	- / +++	+++	-
限局性脂肪萎縮	± / +++	++	+
筋力低下	- / +	+	-
けいれん	-	+	-
多汗症	- / +	-	-
小球性貧血	- / +	++	+
呼吸不全	- / +	-	-
心電図異常	np/LVH, LAD, CRBBB	?	np
肝脾腫	- / +	+	+
大脳基底核石灰化	+	+	+
*PSMB8*遺伝子変異	p.G201V ホモ	p.T75M ホモ	p.T75M ホモ・ヘテロ, C135X ホモ, M117V ホモ, なし

注:診断基準項目の背景を灰色で示した.
(金澤伸雄,有馬和彦,井田弘明,他:中條-西村症候群.日臨免会誌 34:388-400, 2011[22])を改変)

　*PSMB8*変異によるプロテアソーム機能不全症各疾患の臨床的特徴を**表2**にまとめた.JMP症候群では低身長が必発で脂肪萎縮が全身に及び,重度の手足の拘縮を伴う.けいれんを伴う症例がある一方,発熱は報告されておらず,各徴候の階層的クラスター分析により,NNSと共通点が多いが異なる症候群と報告されている[13].一方,CANDLE症候群は乳児のスイート病の基礎疾患として重要とされるように,乳幼児期に発熱,皮疹で発見され,凍瘡様・結節性紅斑様皮疹,ヘリオトロープ様眼瞼紅斑,長く節くれだった指などNNSと酷似する[14,27].病理所見においては,NNSでは好中球よりもリンパ球,組織球が目立つが,本質的にはCANDLE症

候群と同一スペクトラムと考えられ，生検時期による違いを反映している可能性もある．

E　治療

　標準的治療法はない．ステロイド全身投与により発熱や皮疹は消失するが，減量により容易に再燃し，また脂肪萎縮には無効である．また幼小児期からのステロイド長期全身投与は，成長障害や緑内障などの重篤な副作用をきたすことがあり，慎重な投与が必要である．上半身の萎縮に伴って下半身が代償性に肥満となり，ステロイドによる中心性肥満も加わって極端にアンバランスな体型となる例もある．古くはカリジノゲナーゼ（カリクレイン®）の注射やジアフェニルスルホン（レクチゾール®）の内服が著効した症例も報告されているが，その後は報告なく，標準治療とはなっていない[22]．NNSにおいてはIL-6が炎症惹起に関与すると考えられ，抗IL-6受容体抗体であるトシリズマブ（アクテムラ®）の有効性が期待されることから，和歌山県立医科大学倫理委員会の承認を得て，成人例に対しては関節リウマチに，小児例に対しては全身型若年性特発性関節炎に準じた投与の有効性と安全性を検討する臨床研究が進行中である[11]．最近，原因不明の全身性炎症性疾患に対してトシリズマブの投与が奏功し，quality of life (QOL) の回復に寄与したと報告されていた小児例が，NNSであることが判明した[28]．

　CANDLE症候群でも，大量ステロイド投与によってほとんどの症状が消失するが，減量により再燃し，メトトレキサートとカルシニューリン阻害薬の併用によってステロイド減量効果が得られたとあり，また，抗TNFα製剤は一部の症例にしか有効でなく，抗IL-1β製剤は無効で，抗IL-6受容体抗体製剤は炎症所見と貧血に有効でも皮疹や易疲労感には無効だったと報告されている[16]．ただいずれの免疫抑制剤も，脂肪筋肉萎縮の進行は抑えられない．CANDLE症候群においては，IFNγシグナルの増強とSTAT1の過剰なリン酸化が病態形成に関与すると考えられており，STAT1シグナルを抑えるJanus kinase (JAK) 阻害薬〔baricitinib（日本未承認）〕が有効であると学会報告されている[16,29]．JAK阻害薬〔トファシチニブ（ゼルヤンツ®）〕は本邦でもすでに関節リウマチに対して保険適応となっており，NNSに対しても有効な治療薬となる可能性がある．

　一方，脂肪筋肉萎縮のメカニズムはほとんど未解明であり，生物学的製剤を用いても進行を抑えられないことが明らかになりつつある．最近，脂肪萎縮症による耐糖能異常，高脂血症に対して遺伝子組換え型ヒトレプチン製剤（メトレレプチン）が適応を取得したことから，脂肪萎縮そのものに対する効果は明らかでなく，またNNSにおける低レプチン血症も明らかではないが，今後投与を検討すべき治療法であると思われる[30]．メカニズム解明に基づく有効な薬剤の開発が切望される．

F　臨床経過・予後

　皆同じ変異をもつにもかかわらず，発症時の炎症の程度や萎縮の進行の速さ，程度には個人差が認められる．早期から拘束性呼吸障害や心機能低下をきたして30歳代で突然死する症例も

あるが，心肺の他にも肝臓などの障害がゆるやかに進み，60歳代で亡くなる症例が多いようである．手の拘縮の他，咬合不全や重度の鶏眼などにより QOL が低下する．

文　献

1) 中條　敦：凍瘡ヲ合併セル続発性肥大性骨骨膜症．皮泌誌 **45**：77-86, 1939.
2) 西村長應, 出来利夫, 加藤正一郎：2家族に発生した凍瘡様皮膚病変を併発した続発性肥大性骨膜症．皮性誌 **60**：136-141, 1950.
3) Kitano Y, Matsunaga E, Morimoto T, *et al.*：A syndrome with nodular erythema, elongated and thickened fingers and emaciation. *Arch Dermatol* **121**：1053-1056, 1985.
4) 喜多野征夫：凍瘡様皮疹を伴う骨骨膜症．現代皮膚科学体系 '88-B．中山書店, 東京, pp.163-165, 1988.
5) 田中正美, 田中　一, 宮武　正：リポジストロフィーの新しい病型の提唱—関節拘縮, 結節性紅斑, 高γ-グロブリン血症を伴う常染色体劣性遺伝形式を示す脂肪筋萎縮症—．日本医事新報 **3495**：32-34, 1991.
6) Tanaka M, Miyatani N, Yamada S, *et al.*：Hereditary lipo-muscular atrophy with joint contracture, skin eruptions and hyper-γ-globulinemia：a new syndrome. *Intern Med* **32**：42-45, 1993.
7) 杉野禮俊, 小池通夫, 月野隆一, 他：Partial lipodystrophy に酷似した外観を呈し，凍瘡様皮疹，長く節くれ立った指，基底核石灰化を伴い，炎症反応陽性を示す遺伝性疾患の4小児例．疾患単位と考えたい．日児誌 **90**：727, 1986.
8) 杉野禮俊, 新田康郎, 樋口隆造, 他：Familial Japanese fever：partial lipodystrophy に酷似した外観を呈し，凍瘡様皮疹，長く節くれだった指，関節拘縮，基底核石灰化などを伴う遺伝性発熱症候群．日小医会報 **32**：106, 2006.
9) 古川福実：厚生労働科学研究費補助金難治性疾患克服研究事業「中條-西村症候群の疾患概念の確立との病態解明へのアプローチ」平成21年度総括・分担研究報告書．2010.
10) 金澤伸雄, 古川福実, 松中成浩, 他：凍瘡様皮疹と限局性脂肪萎縮を伴う自己炎症疾患である家族性日本熱(中條-西村症候群)．日小皮会誌 **29**：7-12, 2010.
11) Arima K, Kinoshita A, Mishima H, *et al.*：Proteasome assembly defect due to a proteasome subunit beta type 8(PSMB8)mutation causes the autoinflammatory disorder, Nakajo-Nishimura syndrome. *Proc Natl Acad Sci USA* **108**：14914-14919, 2011.
12) Kitamura A, Maekawa Y, Uehara H, *et al.*：A mutation in the immunoproteasome subunit PSMB8 causes autoinflammation and lipodystrophy in humans. *J Clin Invest* **121**：4150-4160, 2011.
13) Garg A, Hernandez MD, Sousa AB, *et al.*：An autosomal recessive syndrome of joint contractures, muscular atrophy, microcytic anemia, and panniculitis-associated lipodystrophy. *J Clin Endocrinol Metab* **95**：E58-63, 2010.
14) Torrelo A, Patel S, Colmenero I, *et al.*：Chronic atypical neutrophilic dermatosis with lipodystrophy and elevated temperature(CANDLE)syndrome. *J Am Acad Dermatol* **62**：489-495, 2010.
15) Agarwal AK, Xing C, DeMartino GN, *et al.*：PSMB8 encoding the β5i proteasome subunit is mutated in joint contractures, muscle atrophy, microcytic anemia, and panniculitis-induced lipodystrophy syndrome. *Am J Hum Genet* **87**：866-872, 2010.
16) Liu Y, Ramot Y, Torrelo A, *et al.*：Mutations in PSMB8 cause CANDLE syndrome with evidence

of genetic and phenotypic heterogeneity. *Arthritis Rheum* **64**：895-907, 2012.
17) Kanazawa N：Rare hereditary autoinflammatory disorders：towards an understanding of critical *in vivo* inflammatory pathways. *J Dermatol Sci* **66**：183-189, 2012.
18) Kluk J, Rustin M, Brogan PA, *et al.*：CANDLE syndrome：a report of a novel mutation and review of the literature. *Br J Dermatol* **170**：215-217, 2014.
19) Tanaka K：The proteasome：from basic mechanisms to emerging roles. *Keio J Med* **62**：1-12, 2013.
20) Fehling HJ, Swat W, Laplace C, *et al.*：MHC class I expression in mice lacking the proteasome subunit LMP-7. *Science* **265**：1234-1237, 1994.
21) Kasagi S, Kawano S, Nakazawa T, *et al.*：A case of periodic-fever-syndrome-like disorder with lipodystrophy, myositis, and autoimmune abnormalities. *Mod Rheumatol* **18**：203-207, 2008.
22) 金澤伸雄, 有馬和彦, 井田弘明, 他：中條-西村症候群. 日臨免会誌 **34**：388-400, 2011.
23) Kunimoto K, Kimura A, Uede K, *et al.*：A new infant case of Nakajo-Nishimura syndrome with a genetic mutation in the immunoproteasome subunit：an overlapping entity with JMP and CANDLE syndrome related to *PSMB8* mutations. *Dermatology* **227**：26-30, 2013.
24) Fiorenza CG, Chou SH, Mantzoros CS：Lipodystrophy：pathophysiology and advances in treatment. *Nat Rev Endocrinol* **7**：137-150, 2011.
25) Oyanagi K, Sasaki K, Ohama E, *et al.*：An autopsy case of a syndrome with muscular atrophy, decreased subcutaneous fat, skin eruption and hyper γ-globulinemia：peculiar vascular changes and muscle fiber degeneration. *Acta Neuropathol* **73**：313-319, 1987.
26) Crow YJ, Rehwinkel J：Aicardi-Goutieres syndrome and related phenotypes：linking nucleic acid metabolism with autoimmunity. *Hum Mol Genet* **18**：R130-136, 2009.
27) Gray PE, Bock V, Ziegler DS, *et al.*：Neonatal Sweet syndrome：a potential marker of serious systemic illness. *Pediatrics* **129**：e1353-1359, 2012.
28) 石川智朗, 川口千晴, 鈴木 博, 他：ヒト型抗IL-6受容体抗体（トシリズマブ）が著効した慢性炎症性疾患の1例. 日児誌 **113**：310, 2009.
29) Jesus AA, Liu Y, Montealegre GA, *et al.*：A subset of up-regulated IFN regulated genes in CANDLE patients decrease with treatment with a JAK inhibitor. *Arthritis Rheum* **64**：S1124, 2012.
30) 海老原健, 日下部徹, 青谷大介：脂肪萎縮症. 最新内分泌代謝学（中尾一和 編）. 診断と治療社, 東京, pp.455-460, 2013.

（金澤 伸雄）

9 新しい自己炎症症候群

　本章では，新規自己炎症性疾患について記載する．いずれも症例数が限られており，その臨床像は今後の症例の集積を待つ必要があるが，これまで報告されている症例から得られた情報を紹介する．具体的には，①IL-1受容体アンタゴニスト欠損症(deficiency of the interleukin-1-receptor antagonist：DIRA)，②NLRP12関連周期熱症候群(NLRP12-associated periodic syndrome：NAPS12)，③CARD14異常症，④IL-36受容体アンタゴニスト欠損症(deficiency of interleukin-36-receptor antagonist：DITRA)，⑤フォスフォリパーゼCγ2関連抗体欠損免疫異常症(phospholipase Cγ2-associated antibody deficiency and immune dysregulation：PLAID)，⑥自己炎症合併フォスフォリパーゼCγ2関連抗体欠損免疫異常症(autoinflammation and phospholipase Cγ2-associated antibody deficiency and immune dysregulation：APLAID)，⑦HOIL-1欠損症をとりあげた．

A　IL-1受容体アンタゴニスト欠損症(DIRA)

1　疾患概念

　IL-1受容体アンタゴニスト欠損症(deficiency of the interleukin-1-receptor antagonist：DIRA)は，炎症性サイトカインIL-1受容体に結合し，IL-1と競合的に拮抗するIL-1受容体アンタゴニストの欠損症である[1,2]．常染色体劣性遺伝形式の遺伝性疾患である．臨床的には，膿疱疹様皮疹，無菌性骨関節の炎症を特徴とする．

2　病態生理

　IL-1と拮抗するIL-1受容体アンタゴニストの欠損症であり，IL-1シグナルの増強が観察され，炎症性サイトカインの産生亢進，炎症病態の活性化が起こる(図1)．さらにヒトTh17細胞の分化にはIL-1βが重要とされており，IL-17産生細胞が患者皮膚で増加し炎症病態に寄与していると考えられる．

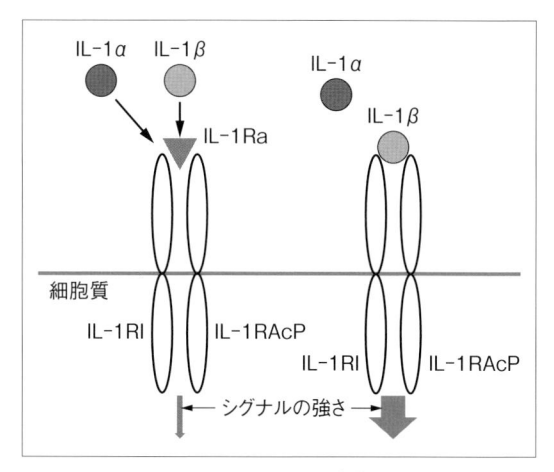

図1 DIRAの病態
IL-1受容体のリガンドであるIL-1α, IL-1βを競合的阻害するIL-Raの欠損によりIL-1シグナル伝達の増強が起こる.

3 臨床所見

①症状

発症時期は, 生下時もしくは生後3週間以内に発症することが多い. 皮膚所見として, 膿痂疹様発疹を認めるが, 全身に広がる症例から局所にとどまる場合も存在する. また骨関節の炎症に伴い関節腫脹を認める. その他, 口腔粘膜病変, 生下時の胎児仮死徴候を高頻度に認める. 興味深いことに, 炎症所見を認めるが, 発熱を認めない症例のほうが多かった.

②検査所見

血液検査で炎症所見は陽性を示す. 皮膚生検では, 表皮・真皮に著明な好中球浸潤, 毛根に沿った膿瘍形成, アカントーシス, 過角化を認めた. 骨生検では, 骨組織の化膿性骨髄炎, 線維化, 骨硬化所見を認めるが, 細菌培養は陰性であった.

③画像

骨所見として, 肋骨前方部の肥大, 骨膜反応, 多発骨融解像をほぼ全例に認めた.

4 診断

発症時期, 臨床所見からDIRAを疑い, 遺伝子検査で診断する. 一部で広範囲の遺伝子欠失を認める症例があり, アミノ酸翻訳領域の遺伝子検査のみでは変異が同定できない症例が存在する.

5 治療

anakinra(リコンビナントヒトIL-1受容体アンタゴニスト, 日本未承認)が全例に有効であった. その他は, DMARDsは無効, 高用量副腎皮質ホルモンは部分的に有効であった.

6 臨床経過・予後

本邦では報告例はなく，全世界でも報告例が限られており，その臨床経過・予後は不明な点も多い．ただし，小児期早期の死亡例も存在し，適切な治療なしでは予後不良と考えられる．

B NLRP12関連周期熱症候群（NAPS12）

1 疾患概念

NLRP12関連周期熱症候群（NLRP12-associated periodic syndrome：NAPS12）は，寒冷刺激で誘発される発熱・炎症を特徴として，CAPSの軽症型である家族性寒冷蕁麻疹（familial cold autoinflamatory syndrome：FCAS）に類似し，FCAS2ともいわれている疾患である[3〜6]．NLRP12遺伝子のヘテロ変異で発症し，常染色体優性遺伝形式をとる．

2 病態生理

NLRP12は別名PYPAF7，monarch-1ともいわれ，他のNODファミリー蛋白同様，その構造はN末からpyrinドメイン，NODドメイン，LRRsドメインからなり，機能としてはNF-κBの活性化を抑制し，各種炎症反応にかかわることが示されている．変異NLRP12蛋白が炎症を引き起こす機序として，当初NLRP12活性喪失によるハプロ不全が考えられたが，NLRP12ミスセンス変異で起こっている症例が報告されcaspase-1活性化を誘導する機能獲得型の変異でも発症することが示された[3,5,6]．

なお，遺伝子同定に至った過程が，家系集積による連鎖解析での同定ではなく，候補遺伝子アプローチによるものであった．報告者によると，機能解析におけるデータのばらつきを認めており，その病態・発症機序・疾患原性の確認方法は，さらなる検討を要する．

3 臨床所見

①症状

発症年齢は，乳児期から成人まで，広範囲である．発作間隔は，月あたり0〜2回が多く，発作期間は2〜15日と比較的広範囲である．いずれも寒冷誘発で発熱を認め，筋肉痛，関節痛など，FCAS様の症状を認める．FCASではほぼ必発の蕁麻疹は約半数にみられる．腹痛，感音性難聴，リンパ節腫脹，アフタ性口内炎を合併する症例が存在する．

②検査所見

発作時には，CRPなどの炎症所見が陽性となるが発作間歇期には陰性である．

③画像

NAPS12に特徴的な画像所見は報告されていない．

4 診断

寒冷誘発時の炎症所見を認め，NLRP3遺伝子変異が同定されない場合はNAPS12を疑い，遺伝子検査にて確定する．既報告では変異NLRP12の機能検査が可能であるが，上述のように一定の見解が得られておらず，今後の検討課題と考えられる．

5 治療

2例にanakinraが使用され，当初有効であったが，開始3ヵ月後より効果の減弱を認め，anakinra治療に伴う筋肉痛の合併もあり，中止となった[4]．その他，治療薬に対する反応性の報告は少ないが，一部の症例で，副腎皮質ホルモン，抗ヒスタミン薬，NSAIDsの有効性が報告されている．寒冷誘発により発症するため，寒冷刺激を避けることが発作予防にとって重要である．

6 臨床経過・予後

予後については不明であるが，アミロイドーシスの報告はない．

C CARD14異常症

1 疾患概念

乾癬の大家系調査より同定されていたPSORS2ローカスの原因遺伝子として，CARD14遺伝子が同定された[7,8]．同じ報告で膿疱性乾癬の孤発例にもCARD14変異が報告された．CARD14異常症は常染色体優性遺伝疾患と考えられている．また類似の疾患で，家族性毛孔性紅色粃糠疹(familial pityriasis rubra pilaris)の原因遺伝子としてCARD14が同定された[9]．同様に常染色体優性遺伝形式である．

2 病態生理

CARD14遺伝子は表皮角化細胞特に基底層に発現しNF-κB活性化にかかわる．疾患関連変異CARD14はNF-κBを活性化し，表皮角化細胞から，IL-8，CCL20，IL-36γの発現を誘導し，皮膚における炎症を惹起する[7,9]（図2）．

3 臨床所見

①症状

尋常性乾癬の大家系と膿疱性乾癬の孤発例にCARD14遺伝子異常が同定されたが，乾癬も

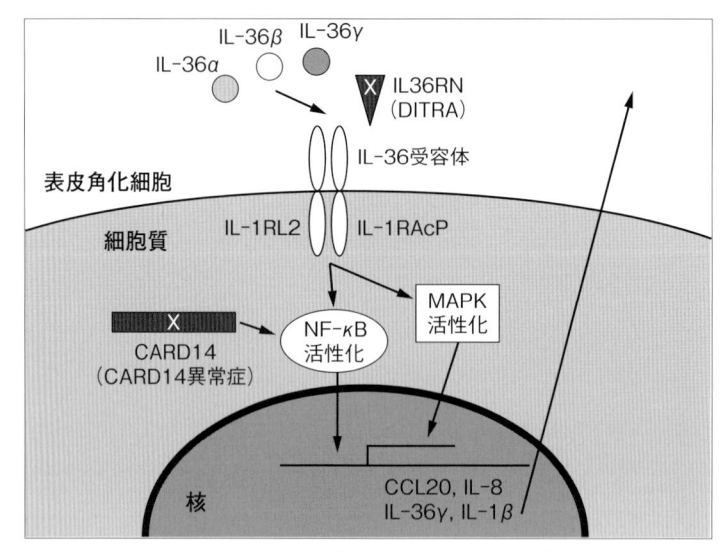

図2　CARD14異常症，DITRAの病態
いずれも乾癬，乾癬様疾患に関与している．皮膚角化細胞での炎症反応が起こる．Xは変異を示す．

しくは乾癬性関節炎のどのぐらいの割合の症例において，*CARD14*変異がかかわっているかは，まだ不明である．また*CARD14*変異のある乾癬もしくは乾癬性関節炎の臨床的な特徴はまだ報告されていない．

一方，家族性毛孔性紅色粃糠疹は，毛孔性紅色粃糠疹の約5％に相当するV型のatypical juvenile typeに相当する．4家系より*CARD14*の変異が同定され，いずれも境界明瞭な融合性のある紅斑を認め，一部正常な皮膚を残し，毛包一致性丘疹，掌蹠角化症を伴い，乾癬に伴うような爪病変は示さないという特徴をもっている．発症年齢は4〜36ヵ月と若年発症である．

②検査所見

乾癬における*CARD14*変異陽性例の特徴はまだ不明である．

家族性毛孔性紅色粃糠疹では，皮膚組織所見として，正常角化部分と不全角化部分とが混在し，乳頭間表皮突起の延長を伴う角化亢進，毛包角栓，真皮リンパ球浸潤，表皮の好中球浸潤の欠落を伴う．

③画像

CARD14異常による画像所見は知られていない．

4　診断

遺伝子検査で同定する．疾患関連性は*in vitro*の検査で予測可能であると報告されている．

5 治療

　CARD14異常による乾癬の治療における特徴は不明である．家族性毛孔性紅色粃糠疹ではレチノイド，シクロスポリン(サンディミュン®，ネオーラル®)，抗TNFα製剤(インフリキシマブ，レミケード®)の有効性が知られている．

6 臨床経過・予後

　CARD14異常による乾癬の予後も現時点では不明である．家族性毛孔性紅色粃糠疹は治療抵抗性で，慢性の経過をとる．

D　IL-36受容体アンタゴニスト欠損症(DITRA)

1 疾患概念

　IL-36受容体アンタゴニスト欠損症(deficiency of interleukin thirty-six-receptor antagonist：DITRA)は，臨床的には，急激な発熱とともに全身の皮膚が潮紅し，無菌性膿疱が多発する汎発性膿疱性乾癬と診断される疾患で，そのうちの一部の患者にIL-36受容体アンタゴニスト遺伝子異常が同定された[10,11]．常染色体劣性遺伝形式である．

2 病態生理

　IL-36関連蛋白として，IL-36α，IL-36β，IL-36γが主として表皮角化細胞から分泌され，その拮抗物質であるIL-36受容体アンタゴニストの異常により，IL-36受容体であるIL-1RL2・IL-1RAcPを介して，皮膚の炎症・全身性炎症が引き起こされる(図2)．

3 臨床所見

①症状

　汎発性膿疱性乾癬の臨床所見を呈する．すなわち，急激に発症する発作を繰り返す．びまん性の紅斑に無菌性膿疱を合併する発作を繰り返す．さらに全身所見としては，高熱，倦怠感を伴う．16人中12人は小児期に発症している．発作の頻度は各人によりさまざまであり，その誘因として，ウイルスもしくは細菌感染症，レチノイド治療の中断，月経，妊娠が報告されている．4人の成人発症者のうち，2人は妊娠中に発症した．
　一部で尋常性乾癬の合併を認めたとされているが，合併しないという報告もある．本邦ではSugiuraらが，汎発性膿疱性乾癬に尋常性乾癬を合併した症例では20人中2人に，汎発性膿疱性乾癬のみの症例では11人中9人に，IL36RNの変異を認めた報告しており，尋常性乾癬合

併，汎発性膿疱性乾癬がIL36RN変異で起こっている頻度は低いことを報告している[12].

②検査所見

発作時には白血球増多，CRP上昇など炎症所見を認めるが発作間歇期には異常を認めない．皮膚生検では，典型的な海綿状膿疱，乳頭間表皮突起の延長を伴う表皮肥厚，角質層の不全角化を認める．

③画像

DITRAによる画像所見は知られていない．

4 診断

臨床的な特徴は，まだ不明であり，IL-36受容体アンタゴニスト遺伝子異常で同定する．

5 治療

特異的な治療はまだ開発されていない．日本では未承認であるが，第2世代レチノイン酸の一種であるアシトレチンで治療されている症例が多く，他に副腎皮質ホルモンの局所投与もしくは全身投与がなされていた．報告されている治療反応性では，症例数が3例のみであるが，副腎皮質ホルモン，シクロスポリン，メトトレキサート，抗TNFα製剤が有効であり，アシトレチンは無効であった．

6 臨床経過・予後

敗血症で16人中5人が死亡している．合併症の治療が重要である．

E フォスフォリパーゼCγ2関連抗体欠損免疫異常症(PLAID)

1 疾患概念

フォスフォリパーゼCγ2関連抗体欠損免疫異常症(phospholipase Cγ2-associated antibody deficiency and immune dysregulation：PLAID)は，寒冷誘発蕁麻疹を主症状として，低ガンマグロブリン血症，易感染性，自己免疫疾患・アレルギー疾患を合併する遺伝性疾患である．常染色体優性遺伝形式である[13]．フォスフォリパーゼCγ2(*PLCG2*)遺伝子の異常症である(**図3**)．

2 病態生理

*PLCG2*遺伝子において恒常的活性化を抑制するC末SH2領域を欠損することが原因とされている．しかし機能的には，B細胞はIgM架橋によるCa^{2+}の流入の低下など機能低下を認め，

その効果はドミナントネガティブに働く．NK細胞でも同様の機能低下を認めるが，T細胞は異常を認めない．寒冷刺激により患者のB細胞のCa^{2+}濃度は上昇し，また変異PLCG2を肥満細胞に導入すると寒冷刺激により自然に脱顆粒した．すなわち，37℃では変異PLCG2は外的な刺激に対して低反応であるが，低温でその応答性が亢進し，寒冷誘発蕁麻疹の原因と考えられる肥満細胞の脱顆粒が起こることが推測されている．

3 臨床所見

①症状

寒冷誘発蕁麻疹は乳幼児期から発症し，一生持続する．冷たい風に当たることで蕁麻疹を発症する．ice cubeテストは陰性であるが，揮発性冷却により陽性を示すのが特徴である．75％の患者に抗体産生異常を認め，56％に易感染性を認めた．11％に低ガンマグロブリン血症を認め分類不能型免疫不全症（common variable immunodeficiency：CVID）と診断されていた．自己抗体もしくは自己免疫疾の合併を56％に認め，26％に肉芽腫病変を合併した．

②検査所見

血清中IgA，IgMの低下を認め，末梢血マーカーではB細胞，NK細胞の低下を認める．IgEは大部分の症例で高値である．62％が抗核抗体陽性であった．SAC，CpG刺激に対するB細胞増殖，クラススイッチともに低下していた．

③画像

PLAIDによる画像所見は知られていない．

4 診断

寒冷誘発蕁麻疹で，発熱や関節痛などの全身症状を伴わず，NLRP3，NLRP12に異常がない症例で，本疾患を疑い，遺伝子検査で確定する．抗体産生異常，易感染性，自己免疫疾患の合併が参考になる．

5 治療

現在のところ，疾患特異的な治療は報告されていない．低ガンマグロブリン血症にはガンマグロブリン補充療法を考慮する．

6 臨床経過・予後

現在のところ，不明である．

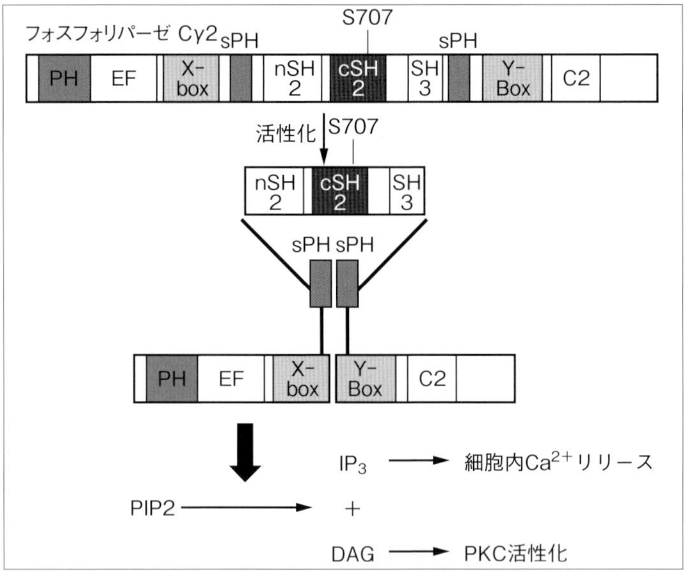

図3 フォスフォリパーゼCγ2の構造

フォスフォリパーゼCγ2(PLCG2)はチロシンリン酸化で活性化されると構造が変化し，酵素活性中心(X-box, Y-box)が近接し活性化する．活性化したPLCG2はPIP2を分解し，IP$_3$，DAGを生成，それぞれ細胞内Ca^{2+}リリース，PKCの活性化に関与する．PLAIDではcSH2 domainの欠損で発症し，APLAIDではcSH2 domainに存在するSer707の変異p.Ser707Tyrで発症する．フォスフォリパーゼCγは2つのアイソフォームが知られており，フォスフォリパーゼCγ1はほぼ全細胞に分布し，一方，フォスフォリパーゼCγ2は血球系に発現している．
PH：pleckstrin homology domain, EF：EF hand motif, X-box：X-box catalytic domain, Y-box：Y-box catalytic domain, C2：calcium-binding C2 domain, nSH2：N-terminal SH2 domain, cSH2：C-terminal SH2 domain, SH3：SH3 domain.

F 自己炎症合併フォスフォリパーゼCγ2関連抗体欠損免疫異常症(APLAID)

1 疾患概念

　自己炎症合併フォスフォリパーゼCγ2関連抗体欠損免疫異常症(autoinflammation and phospholipase Cγ2-associated antibody deficiency and immune dysregulation：APLAID)は，反復性の水疱症，間質性肺炎，関節炎，炎症性眼疾患，腸炎，蜂窩織炎，肺副鼻腔感染症を伴う軽度の免疫不全症を症状とする*PLCG2*遺伝子異常症である[14]．PLAIDと違い，寒冷蕁麻疹は伴わない．ただし，PLAIDで欠失するC末SH2領域内にあるp.Ser707Tyr変異の1家系のみである(図3)．

2 病態生理

　PLAIDでは生理的な温度では，PLGC2活性の低下を認めたが，p.Ser707Tyr変異では生理

的な温度でも活性の亢進を認める．血清 IgA，IgM の低下を認め，クラススイッチ B 細胞の低下を認め，肺や副鼻腔感染症合併の原因であることを示唆する．しかし，PLAID と異なり，PLCG2 刺激に対して B 細胞の増殖，IgG の産生能には異常を認めなかった．PLCG2 活性化により，各組織の炎症がいかに発症しているか詳細は不明である．

3 臨床所見

①症状
反復性の水疱症，間質性肺炎，関節炎，炎症性眼疾患，腸炎，蜂窩織炎，肺副鼻腔感染症を合併する．PLAID にみられる寒冷誘発蕁麻疹はない．

②検査所見
細胞マーカーでは，クラススイッチ B 細胞の低下，NKT 細胞の低下を認めるが他は正常である．自己抗体は認めない．IgA，IgM の低下は認めるが，IgG は正常である．

③画像
APLAID による画像所見は知られていない．

4 診断

特徴的な所見より臨床的に同疾患を疑い，遺伝子検査で確定する．現在まで知られている家系は 1 家系のみである．

5 治療

NSAIDs，抗 TNFα 製剤に不応性であったが，抗 IL-1 療法に対して部分的に反応した．高用量副腎皮質ホルモンに対しては良好な反応を示した．

6 臨床経過・予後

現在のところ，不明である．

G HOIL-1 欠損症

1 疾患概念

繰り返す細菌感染症，継続する炎症病態，筋・心筋・肝臓に直鎖上のグリコーゲンが蓄積するアミロペクチノーシスを合併する常染色体劣性遺伝形式の疾患である[15]．アミロペクチノーシスのため，心筋障害，筋障害をきたす．NF-κB 活性化にかかわる，LUBAC(linear ubiquitin chain assembly complex)の一構成分子であるHOIL-1欠損により発症する(**図4**)[16].

2　病態生理

　これまでHOIL-1欠損症として，アミロペクチノーシスを認めた症例が15症例報告されている[15,17,18]．3症例が免疫不全症，自己炎症様病態を示した．免疫学的な解析がされたのはその3症例のみである．不死化した線維芽細胞，EBV変異B細胞株では，いずれもTNFα，IL-1βに対するNF-κBの活性化の低下がみられ，特にIL-1βに対する反応性低下が著明で，LUBAC形成の欠失が確認された．一方，患者末梢血では，炎症性サイトカインIL-6などの亢進がみられ，単球からの産生過剰が推測された．また，患者末梢血のサイトカインプロファイルでも，炎症性サイトカイン産生の亢進がみられた．細菌に対する易感染性はNF-κB活性化障害を示すNEMO異常症と同様に，病原体に対する炎症における不応性ということで説明可能であるが，自己炎症様病態がいかに発症しているかは今後の検討課題である．

3　臨床所見

①症状

　HOIL-1欠損症として，アミロペクチノーシスによる筋障害・心筋障害を合併し，心不全をきたす．また全例ではないが，免疫不全症の症状として，繰り返す細菌感染症，一例ではCMV(cytomegalovirus)慢性感染症を合併し，自己炎症病態として，特に感染症後に持続する発熱をきたす．同症状をコントロールするためには，副腎皮質ホルモンの高用量投与が必要であった．また発育不全を合併した．

②検査所見

　免疫能として，NEMO(NF-κB essential modulator)異常症同様，メモリーB細胞の低下を認め，高IgA血症をきたした．2名の患者に，炎症に伴って，血清中CRP高値，IL-6高値，IL-1Ra高値が報告されている．これらの検査所見はすべての患者においてあてはまるかは，不明である．生検組織にて，骨格筋・心筋・消化管の平滑筋にPAS陽性，diastase抵抗性のpolyglucosan bodyを認める．

③画像

　HOIL-1欠損症の画像検査所見は知られていない．

4　診断

　典型的な臨床所見，特に易感染性，自己炎症病態および筋所見をみた場合，同疾患を疑い遺伝子検査で診断する．

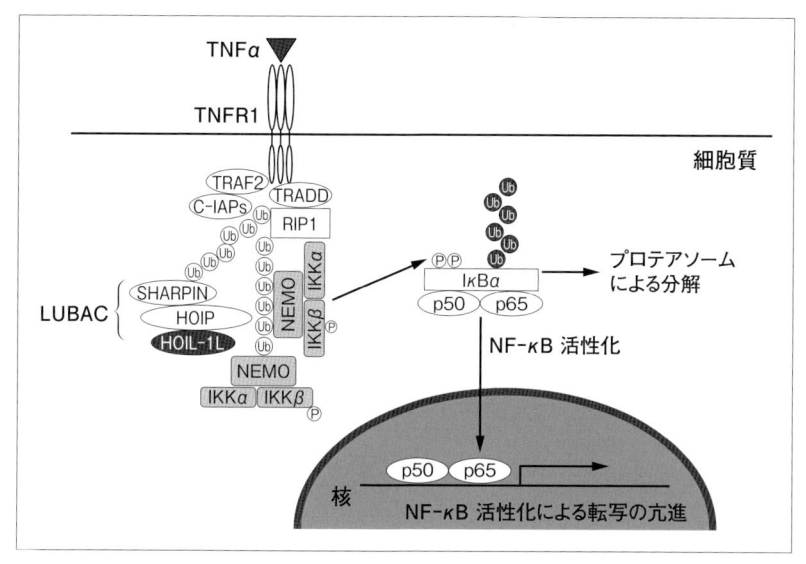

図4 LUBACによるNF-κB活性化機構

I型TNF受容体にTNFαが結合すると，TNF受容体とTRAF2, c-IAPs, TRADD, RIP1が複合体を形成する．RIP1はK63型などの複数のユビキチン化をうけ，LUBACをリクルートする．LUBACにより線型ユビキチン化をうけたNEMOは，NEMOの線形ユビキチン結合領域であるUBAN領域を介して，NEMO-IKK複合体の集積をきたし，IKKβのリン酸化，活性化をもたらす．活性化したNEMO-IKK複合体はIκBαをリン酸化，K48型ユビキチン化が起こり，プロテアソームで分解される．フリーとなったNF-κBは核内に移行し，転写を活性化する．

(Zhou Q, Lee GS, Brady J, et al.: A hypermorphic missense mutation in PLCG2, encoding phospholipase C γ2, causes a dominantly inherited autoinflammatory disease with immunodeficiency. *Am J Hum Genet* **91**: 713-720, 2012[14])より改変して引用）

5 治療

易感染性，自己炎症病態は幹細胞移植にて改善するが，筋障害，心筋障害は進行する．自己炎症病態に対して，高用量副腎皮質ホルモンが有効であり，抗TNFα製剤が有効な症例も存在する．

6 臨床経過・予後

易感染性，自己炎症病態を呈した重症例は，幹細胞移植なしでは予後不良である．また幹細胞移植が成功した症例でも，心筋障害の進行により予後不良である．易感染性を示さない比較的軽症例でも心筋障害が予後を規定する．

文献

1) Aksentijevich I, Masters SL, Ferguson PJ, et al.: An autoinflammatory disease with deficiency of the interleukin-1-receptor antagonist. *N Engl J Med* **360**: 2426-2437, 2009.
2) Reddy S, Jia S, Geoffrey R, et al.: An autoinflammatory disease due to homozygous deletion of the IL1RN locus. *N Engl J Med* **360**: 2438-2444, 2009.

3) Jéru I, Duquesnoy P, Fernandes-Alnemri T, et al. : Mutations in NALP12 cause hereditary periodic fever syndromes. *Proc Natl Acad Sci USA* **105** : 1614-1619, 2008.
4) Jéru I, Hentgen V, Normand S, et al. : Role of interleukin-1β in NLRP12-associated autoinflammatory disorders and resistance to anti-interleukin-1 therapy. *Arthritis Rheum* **63** : 2142-2148, 2011.
5) Jéru I, Le Borgne G, Cochet E, et al. : Identification and functional consequences of a recurrent NLRP12 missense mutation in periodic fever syndromes. *Arthritis Rheum* **63** : 1459-1464, 2011.
6) Borghini S, Tassi S, Chiesa S, et al. : Clinical presentation and pathogenesis of cold-induced autoinflammatory disease in a family with recurrence of an NLRP12 mutation. *Arthritis Rheum* **63** : 830-839, 2011.
7) Jordan CT, Cao L, Roberson ED, et al. : PSORS2 is due to mutations in CARD14. *Am J Hum Genet* **90** : 784-795, 2012.
8) Jordan CT, Cao L, Roberson ED, et al. : Rare and common variants in CARD14, encoding an epidermal regulator of NF-κB, in psoriasis. *Am J Hum Genet* **90** : 796-808, 2012.
9) Fuchs-Telem D, Sarig O, van Steensel MA, et al. : Familial pityriasis rubra pilaris is caused by mutations in CARD14. *Am J Hum Genet* **91** : 163-170, 2012.
10) Onoufriadis A, Simpson MA, Pink AE, et al. : Mutations in IL36RN/IL1F5 are associated with the severe episodic inflammatory skin disease known as generalized pustular psoriasis. *Am J Hum Genet* **89** : 432-437, 2011.
11) Marrakchi S, Guigue P, Renshaw BR, et al. : Interleukin-36-receptor antagonist deficiency and generalized pustular psoriasis. *N Engl J Med* **365** : 620-628, 2011.
12) Sugiura K, Takemoto A, Yamaguchi, M., et al. : The majority of generalized pustular psoriasis without psoriasis vulgaris is caused by deficiency of interleukin-36 receptor antagonist. *J Invest Dermatol* 133, 2514-2521, 2013.
13) Ombrello MJ, Remmers EF, Sun G, et al. : Cold urticaria, immunodeficiency, and autoimmunity related to PLCG2 deletions. *N Engl J Med* **366** : 330-338, 2012.
14) Zhou Q, Lee GS, Brady J, et al. : A hypermorphic missense mutation in PLCG2, encoding phospholipase Cγ2, causes a dominantly inherited autoinflammatory disease with immunodeficiency. *Am J Hum Genet* **91** : 713-720, 2012.
15) Boisson B, Laplantine E, Prando C, et al. : Immunodeficiency, autoinflammation and amylopectinosis in humans with inherited HOIL-1 and LUBAC deficiency. *Nat Immunol* **13** : 1178-1186, 2012.
16) Tokunaga F, Iwai K : LUBAC, a novel ubiquitin ligase for linear ubiquitination, is crucial for inflammation and immune responses. *Microbes Infect* **14** : 563-572, 2012.
17) Wang K, Kim C, Bradfield J, et al. : Whole-genome DNA/RNA sequencing identifies truncating mutations in RBCK1 in a novel Mendelian disease with neuromuscular and cardiac involvement. *Genome Med* **5** : 67, 2013.
18) Nilsson J, Schoser B, Laforet P, et al. : Polyglucosan body myopathy caused by defective ubiquitin ligase RBCK1. *Ann Neurol*, 2013.

（西小森 隆太，中川 権史，横山 宏司，平家 俊男）

索引

和文索引

ア

アシトレチン　122
アダリムマブ(ヒュミラ®)　61
アフタ性口内炎　92
アミロイドーシス　46, 52, 58, 59, 60, 62, 77
アミロペクチノーシス　126
鞍鼻　72

イ

易感染性　122
イソプレノイド　64, 65
イソペンテニル化　65
遺伝子カウンセリング　32
遺伝子診断　32
遺伝子診断ガイドライン　17, 18
遺伝子診断フロー　33
遺伝子診断レポート様式　17
遺伝子スクリーニング　16
遺伝性自己炎症症候群　44
遺伝性周期熱　12
咽頭炎　100
咽頭痛　100
インフォームド・コンセント　33
インフラマソーム　36, 44
インフラマソモパチー　14
インフリキシマブ(レミケード®)　61, 69

エ

エカルディーグティエール症候群　111
壊疽性膿皮症　91
エタネルセプト(エンブレル®)　40, 56, 61, 69
炎症性サイトカイン　36
炎症病態　36

オ

嘔吐　101

カ

獲得免疫　10
家族性寒冷蕁麻疹(familial cold-induced autoinflammatory syndrome：FCAS)　71
家族性地中海熱(familial Mediterranean fever：FMF)　30, 44, 67
家族性毛孔性紅色粃糠疹(familial pityriasis rubra pilaris)　119
活性型 IL-1β　45
合併症　35
カナキヌマブ(イラリス®)　39, 61, 69, 71, 75
感音性難聴　72
間質性肺炎　124
関節エコー　83
関節炎　72, 92
乾癬　119
肝脾腫　108, 110
寒冷誘発蕁麻疹　122

キ

揮発性冷却　123
キモトリプシン様活性　106
キャッスルマン病　29
強膜炎　72
筋障害　126

ク

クリオピリン関連周期熱症候群(cryopyrin-associated periodic syndrome：CAPS)　71, 111
クローン病　30, 80

ケ

頸部リンパ節炎　100
血管炎　29
血管内リンパ腫　30
血球貪食症候群(マクロファージ活性化症候群)　29, 67
結節性多発動脈炎　29
結膜炎　72
ケブネル現象　58
腱鞘滑膜　83
原発性免疫不全症　25

コ

高 IgD 症候群　63
抗 IL-1 製剤　75
抗 TNFα 製剤(インフリキシマブ，レミケード®)　121, 122
抗核抗体　108
構造的変異　57
口内炎　99
骨膜反応　117
古典的不明熱　23
コルヒチン　38, 47

シ

シクロスポリン(サンディミュン®，ネオーラル®)　121, 122
自己炎症　10
自己炎症合併フォスフォリパーゼCγ2関連抗体欠損免疫異常症(autoinflammation and phospholipase Cγ2-associated antibody deficiency and immune dysregulation：APLAID)　116
自己炎症骨疾患　14, 15
自己炎症疾患　10
自己炎症症候群　10
自己炎症症候群と自己免疫疾患　25
自己炎症症候群の国際会議　20
自己炎症症候群の診断　16

索引

自己炎症性疾患サイト　17, 21, 77
自己抗体　123
自己免疫　10
自己免疫疾患　122
システイン変異　57, 58, 59, 62
ジスルフィド結合　52, 53, 55
次世代シークエンサー　75
自然免疫　10
弛張熱　108, 110
脂肪萎縮症　104, 107, 111, 113
シメチジン　102
若年性特発性関節炎(juvenile idiopathic arthritis：JIA)　66
若年発症サルコイドーシス　80
小児慢性特定疾患　77
漿膜炎　44
心筋障害　126
尋常性乾癬　119
心不全　126
蕁麻疹様の発疹　72
心理的・社会的な問題　35

ス

スイート病　109, 112
スタチン　63, 65
頭痛　101

セ

成人スチル病　28, 58
全身型若年性特発性関節炎　60, 113
前頭部突出　72

ソ

造血幹細胞移植　69
総合診療科　22
創始者効果　105

タ

大脳基底核石灰化　110, 111
多発骨融解像　117
丹毒様紅斑　45
蛋白機能解析　19

チ

長管骨骨幹端過形成　72

テ

低ガンマグロブリン血症　122

ト

凍瘡　104, 108, 111, 112
特定疾患治療研究事業対象疾患　77
トシリズマブ(アクテムラ®)　49, 61

ナ

内在性炎症惹起物質(damage-associated molecular patterns：DAMPs)　71
長く節くれだった指　108, 110, 112

ニ

肉芽腫病変　123
尿中メバロン酸　68

ノ

膿痂疹様皮疹　116
囊腫性痤瘡　91
膿疱性乾癬　119

ハ

肺副鼻腔感染症　124
白苔　100
ばち指　72
汎発性膿疱性乾癬　121
反復性の水疱症　124

ヒ

非乾酪性類上皮細胞肉芽腫　80
非構造の変異　57
脾腫　92
病態分類　14

フ

封入体筋炎　111
フォスフォリパーゼCγ2関連抗体欠損免疫異常症(phospholipase Cγ2-associated antibody deficiency and immune dysregulation：PLAID)　116
副腎皮質ホルモン　77, 102, 122
ぶどう膜炎　72, 83
不明熱　22
プレニル化　64, 65
プロテアソーム　105, 106
分類不能型免疫不全症(common variable immunodeficiency：CVID)　123

ヘ

ベーチェット病　28, 67, 94
ヘリオトロープ様紅斑　108, 112
扁桃炎　100
扁桃摘出　102

ホ

ポストゲノム時代　19

マ

慢性無菌性髄膜炎　72

ミ

ミュンヒハウゼン症候群　25

ム

無菌性化膿性関節炎　91

メ

メトトレキサート　122
メバロン酸キナーゼ(mevalonate kinase：MK)　63
メバロン酸キナーゼ欠損症(mevalonate kinase deficiency：MKD)　63
メバロン酸尿症　63
免疫制御不全　35

ユ

ユビキチン化　106

リ

リウマトイド疹　28

立体構造解析　106
臨床分類　12, 13, 15

レ

レチノイド　121

欧文索引

A

AA アミロイドーシス　72
ALDD 症候群　105
anakinra（リコンビナントヒト IL-1 受容体アンタゴニスト，日本未承認）　39, 61, 69, 71, 76, 117
ASC　71
autoinflammation　10
autoinflammatory bone disease　14
autoinflammatory disease　10
autoinflammatory syndrome　10

B

BCG 接種　83
Blau 症候群　80

C

CANDLE 症候群　105, 109, 112
CAPS 患者・家族の会　77
CARD14 異常症　116
caspase-1　45
CCL20　119
CD64　98
CINCA 症候群／NOMID（chronic inflammatory neurological cutaneous articular syndrome/neonatal onset multisystem inflammatory disease）　71
cryopyrin　71
cysteine rich domain：CRD　52, 53, 55

E

Eurofever　21

F

FCAS2　118

H

HGVS　21
HIDS　63
HOIL-1 欠損症　116

I

ice cube テスト　123
IFNγ　106, 113
IgD　101
IL-1β　36, 38, 39, 71
IL-1 受容体アンタゴニスト欠損症（deficiency of the interleukin-1-receptor antagonist：DIRA）　116
IL-6　29, 106, 107, 113
IL-8　119
IL-36α, IL-36β, IL-36γ　119, 121
IL-36 受容体アンタゴニスト欠損症（deficiency of interleukin-36-receptor antagonist：DITRA）　116
infevers（http://fmf.igh.cnrs.fr/ISSAID/infevers/）　14, 16, 21, 74
International Congress of Familial Mediterranean Fever and Systemic Autoinflammatory Diseases　20
IP-10　106, 107

J

JIA　67
JMP 症候群　105, 108, 112

L

LUBAC　126

M

MAPS（mevalonate kinase-associated periodic fever syndrome）　63
MAP キナーゼ　106
MDP　81
MEFV 遺伝子　45
MK 酵素活性　68
monarch-1　118
Muckle-Wells 症候群（MWS）　71

N

NF-κB　81
NLRP12 関連周期熱症候群（NLRP12-associated periodic syndrome：NAPS12）　116
NLRP3　44, 71
NLRP3 インフラマソーム　71
NLRP3 体細胞モザイク　75
NLR ファミリー　11
NOD2　80
NSAIDs　77

O

OMIM　105

P

PAMPs　72
PFAPA（periodic fever, aphthous stomatitis, pharyngitis and adenitis）症候群　32, 66, 67, 97
PIDJ　77
polyglucosan body　126
pro-caspase-1　71
proline-serine-threonine phosphatase interacting protein 1（PSTPIP1）遺伝子　91
PSMB8　105
PTP-PEST　91
pyogenic arthritis, pyoderma gangrenosum, and acne（PAPA）症候群　91
PYPAF7　118
pyrin　91

R

rilonacept　39, 61, 76

S

STAT1　107, 113

T

Thomas の基準　98
TNFα　36, 39
TNF 受容体関連周期性症候群（TRAPS）　32, 57, 59

編著者紹介

井田弘明（Hiroaki IDA）
昭和62年長崎大学医学部卒業
平成15年1月　長崎大学医学部・歯学部附属病院　第一内科　助手
平成18年11月　長崎大学医学部・歯学部附属病院　第一内科　講師
現在，久留米大学医学部呼吸器・神経・膠原病内科　教授
【専門領域】
自己炎症症候群，関節リウマチ，膠原病
【所属学会等】
日本内科学会認定医・総合内科専門医
日本内科学会指導医
日本リウマチ学会専門医・指導医
自己炎症疾患研究会代表世話人　ほか

西小森隆太（Ryuta NISHIKOMORI）
昭和62年京都大学医学部卒業
現在，京都大学大学院医学研究科発達小児科学　准教授
【専門領域】
自己炎症疾患，原発性免疫不全症
【所属学会等】
日本小児科学会専門医
日本アレルギー学会指導医
日本リウマチ学会専門医
臨床遺伝専門医
自己炎症疾患研究会代表世話人

©2015　　　　　　　　　　　　　　　　第1版発行　2015年4月28日

自己炎症症候群の臨床

（定価はカバーに表示してあります）

検印省略

編　著　　井田　弘明
　　　　　西小森　隆太
発行者　　林　　峰子
発行所　　株式会社 新興医学出版社
〒113-0033　東京都文京区本郷6丁目26番8号
電話　03(3816)2853　　FAX　03(3816)2895

印刷　三報社印刷株式会社　ISBN978-4-88002-759-3　　郵便振替　00120-8-191625

- 本書の複製権・翻訳権・上映権・譲渡権・公衆送信権（送信可能化権を含む）は株式会社新興医学出版社が保有します。
- 本書を無断で複製する行為，（コピー，スキャン，デジタルデータ化など）は，著作権法上での限られた例外（「私的使用のための複製」など）を除き禁じられています。研究活動，診療を含み業務上使用する目的で上記の行為を行うことは大学，病院，企業などにおける内部的な利用であっても，私的使用には該当せず，違法です。また，私的使用のためであっても，代行業者等の第三者に依頼して上記の行為を行うことは違法となります。
- JCOPY〈（社）出版者著作権管理機構　委託出版物〉
本書の無断複写は著作権法上での例外を除き禁じられています。複写される場合は，そのつど事前に，（社）出版者著作権管理機構（電話 03-3513-6969，FAX03-3513-6979，e-mail：info@jcopy.or.jp）の許諾を得てください。